Dr. Bodo Wettingfeld

Ohrakupunktur nach dem Vier-Punkte System

Zeichnungen: Monika Griebsch

Herstellung und Verlag:Books on Demand GmbH, Norderstedt

ISBN: 3-8334-5300-1

Dr. Bodo Wettingfeld

Ohrakupunktur nach dem

Vier-Punkte System

Ein effektiver, einfacher, ganzheitlicher
Weg zur unterstützenden Behandlung
vieler Krankheitsbilder

Inhaltsangabe

1. Einleitende Bemerkungen
Seite 10

2. Allgemeine Grundlagen
auf der Basis der traditionell chinesischen Medizin (TCM), Chi, Yin und Yang, Meridiane, Organuhr, Energiekreislauf, 5 Elemente (Universelle Gesetze
Geist, Entsprechung, Schwingung, Polarität, Rhythmus)
Seite 14

3. Spezielle Grundlagen – Ohranatomie, Repräsentationszonen des Körpers im Ohr
Seite 52

4. Das praktische Vorgehen
Vorbereitung des Patienten, Punktsuche, Nadelwahl, Indikationen
Seite 58

5. Das Vier-Punkte System in Theorie und Praxis
Seite 63

6. Abschließende Bemerkungen
Seite 68

7. Fallbeispiele
Seite 70

8. Schlussbetrachtungen
Seite 73

Verzeichnis der Abbildungen

Abbildung 1: Das Ohr
Seite 13

Abbildung 2: Die Monade
Seite 17

Abbildung 3: Meridiane, Funktionskreise, Umläufe
Seite 23

Abbildung 4: Yin und Yang Meridiane am menschlichen Körper
Seite 25

Abbildung 5: Die Organuhr
Seite 27

Abbildung 6: Der Energiekreislauf, das Gebeprinzip unseres Körpers
Seite 31

Abbildung 7: Das Schema der Fünf Elemente
Seite 39

Abbildung 8: Das Pentagramm der Organe
Seite 46

Abbildung 9: Die Ohranatomie
Seite 53

Abbildung 10: Die Repräsentation des knöchernen Skeletts im Ohr
Seite 55

Abbildung 11: Die Repräsentation der inneren Organe im Ohr
Seite 56

Abbildung 12: Die Punktsuche mit dem Kugelstopfer
Seite 60

Abbildung 13: Die Vier(2x2)- Punkte
Seite 64

Abbildung 14: Die Suche des Scaphapunktes. Der Anthelixpunkt ist bereits gesetzt.
Seite 67

Abbildung 15: Die behandlungsrelevanten Punkte des ersten Fallbeispieles
Seite 71

Abbildung 16: Das Pendel
Seite 74

7

Freudig war vor vielen Jahren
eifrig so der Geist bestrebt,
zu erforschen, zu erfahren,
wie Natur im Schaffen lebt.
Und es ist das ewig Eine,
das sich vielfach offenbart.
Klein das Große,
groß das Kleine,
alles nach der eigenen Art.
Ewig wechselnd,
fest sich haltend,
fern und nah und nah und fern.
So gestaltend, umgestaltend
zum Erstaunen bin ich da.

Goethe

1. Einleitende Bemerkungen

Knapp 20 Jahre ist es her, dass ich erstmals in Kontakt mit der Ohrakupunktur kam. Im ersten Drittel dieser Zeit vertiefte ich diesen, indem ich bei fast allen namhaften Lehrern des Systems Kurse belegte und versuchte, das Gelernte konzeptionell in meinem praktischen Behandlungsalltag anzuwenden.

Zusammenfassend hatten alle Konzepte aller Referenten eine Gemeinsamkeit: Das Lernen von bestimmten, physische und psychische Areale des Menschen repräsentierenden Arealen im Ohr und das bausteinmäßige Zusammensetzen dieser Areale - sprich Punkte – zu Behandlungskonzepten für unterschiedlichste Beschwerdebilder: Krankheitsbild 1>Punktkonzept 1. Krankheitsbild 2>Punktkonzept 2. Krankheitsbild X> Punktkonzept X.

Es dauerte gut 7 Jahre bis ich fühlte, vom Gelernten aus einen Schritt weiter gehen zu sollen. Das bisherige Vorgehen schien mir mehr und mehr kompliziert. Ich wollte nicht länger mit ca.120 Punkten jonglieren. So versuchte ich mir immer mehr Fragen zu beantworten wie: Warum funktioniert das System eigentlich? Was steckt dahinter? Was ist die Grundlage?

Zu dieser Zeit hatte ich mich bereits intensiv mit der hermetischen Philosophie beschäftigt, und das Studium des zweiten hermetischen Prinzips eröffnete mir mehr und mehr die Möglichkeit, die Fragen nach Warum und Wie zu beantworten. Es heißt vereinfacht formuliert Gesetz der Entsprechung und bedeutet unter anderem, daß sich alles in allem befindet oder spiegelt. Paracelsus formulierte dies mit dem Axiom:

Mikrokosmos = Makrokosmos

Auf dieser Analogie arbeiten ja unter anderem reflektorische Systeme wie Mund-, Schädel- und die Ohrakupunktur. Von diesem Prinzipienhintergrund hatte ich während meiner Ohrakupunkturausbildung nichts gehört, und das vereinte wieder alle Lehrer.

Ich begann nun, das Gesetz der Entsprechung in der praktischen Anwendung der Ohrakupunktur weiter auszuprobieren. Auf der Basis des Gelernten, wo der Mensch als Makro- und das Ohr als Mikrokosmos zu begreifen ist, ging ich weiter. Ich betrachtete nun das Ohr als Makro- und die einzelnen Punkte im Ohr als Mikrokosmos. Von denen musste es nun ebenfalls möglich sein, das Ganze, den Menschen zu behandeln. Sollte das funktionieren – das Prinzip der Entsprechung stellt ja eine universelle Gesetzmäßigkeit dar, es ist demnach auf allen Ebenen der uns wahrnehmbaren Welt gültig - , könnte das zu einer deutlichen Vereinfachung in Erlernen und Anwendung reflektorischer Systeme führen, wie etwa der Ohrakupunktur.

Die folgenden Jahre praktischer Anwendung und der sich so aufbauende Erfahrungsschatz lösten die Konjunktive auf. Das Prinzip wirkt. Ich therapiere nun über das Ohr mit einem Minimum an Aufwand, nach einem ganz einfachen Schema, in der Essenz effektiver als nach dem ursprünglich gelernten Vorgehen. Zum vereinfachten Lernen der Methode verwende ich wenige, definierte Punkte. Diese dienen, vorsichtig ausgedrückt, zur unterstützenden Behandlung aller Krankheitsbilder. Zu lernen sind nur noch vier Punkte, zu verinnerlichen ist ein Prinzip und ein ganzheitlicher Denkansatz.

Nicht mehr für unterschiedliche Krankheitsbilder verschiedene Punktkonzepte, sondern für jedes Krankheitsbild im Prinzip das gleiche Punktkonzept. So begann ich vor gut 10 Jahren mit der Ohrakupunktur vereinfacht weiter zu arbeiten.

Nach teilweise wundersamen Erfolgen ist die Methode für mich besonders bei Beschwerdebildern im Bereich des Bewegungsapparates Kausaltherapie. Die Devise ist: Mit einem Minimum an Einsatz, sprich Sitzungen – maximal 3 –, ein Maximum an Effizienz. Je mehr wir uns der Universalität annähern, desto einfacher wird alles.

So ist schon klar, wohin es weiter geht. Irgendwann wird Therapie mit noch weniger Punkten möglich sein, bis hin zum universellen Punkt, mit dem dann alles unterstützend begleitend zu behandeln ist. Dafür braucht es dann aber kein Buch mehr und ganz wenig äußere Ausbildung, sondern nur in die Tat umgesetzte emotionale Intelligenz.

Möge dieses kleine Werk alle, die sich mit seiner Essenz beschäftigen, dazu geleiten, sich besonders im Denken keine Grenzen zu setzen und alles für möglich zu halten. Möge es allen, die dazu bereit sind, helfen, den universellen Punkt zu finden, vor allem in sich selbst.

Bodo Wettingfeld, im Mai 2006

11

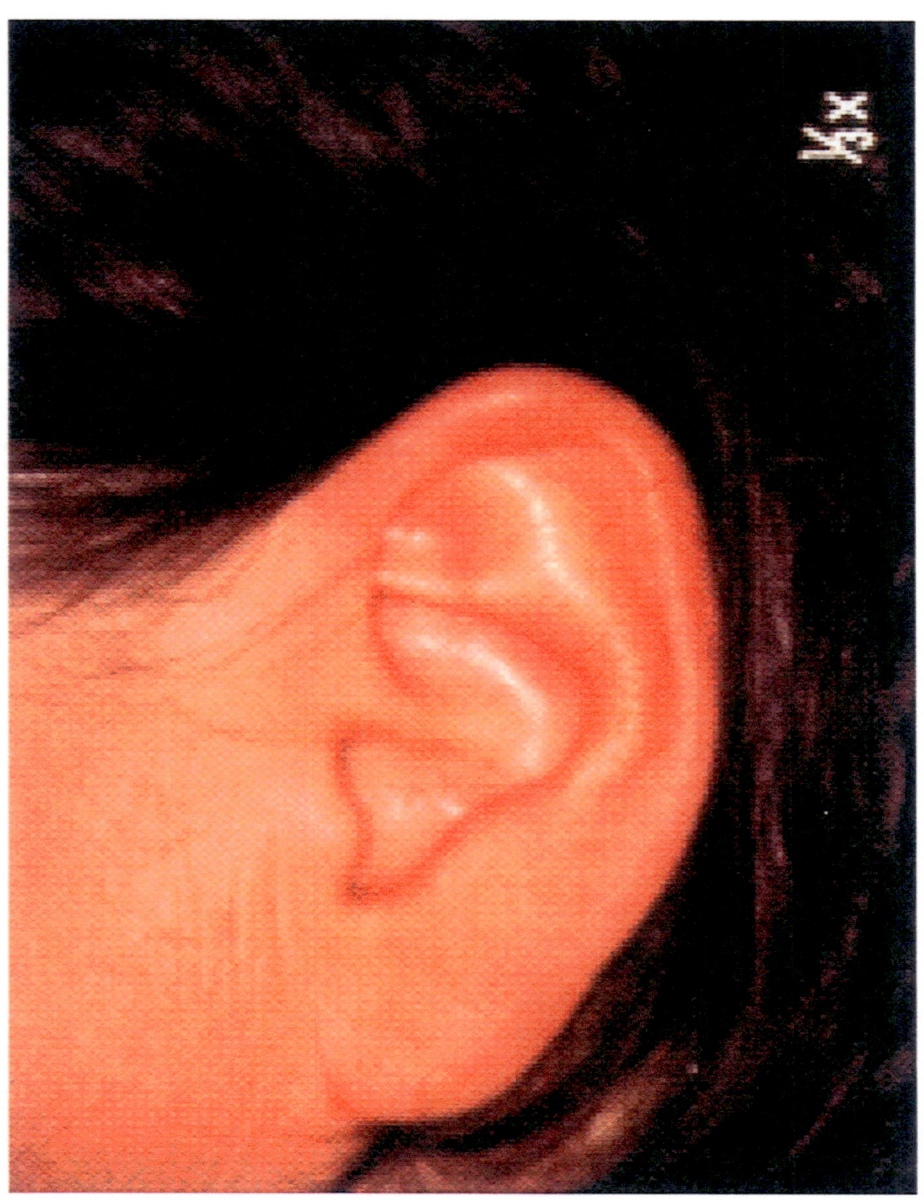

2. Allgemeine Grundlagen auf der Basis der traditionell chinesischen Medizin (TCM): Chi, Yin und Yang, Organuhr, Meridiane Energiekreislauf, 5 Elemente (Universelle Gesetze: Geist, Entsprechung, Schwingung, Polarität, Rhythmus)

Die TCM ist ein System, von welchem die ersten überlieferten Aufzeichnungen etwa 5000 Jahre alt sind. In dieser Zeit hat es sich in seiner Grundstruktur nicht verändert und auch nicht verändern müssen.

Es ist das einzige mir bekannte Medizinsystem, welches sein Fundament auf die universellen Grundgesetze des Lebens gebaut hat, die hermetischen Prinzipien. Auf diesen Gesetzen ruht die ganze für uns wahrnehmbare Welt. Diese Gesetze haben sich niemals geändert, kommen sie doch von ganz oben, von der Instanz, die Himmel und Erde erschaffen hat.

Ein Medizinsystem, dass sich hier einfügt, muss ein sehr weises und effizientes System sein, welches weit über das hinausgeht, was wir hier aktuell im Westen kennen. Wieviel neue Methoden hat es im Bereich der westlichen Schulmedizin in den letzten Jahren und Jahrzenten gegeben? Wieviele davon sind wieder verschwunden, weil sie sich nicht bewährt haben? Wieviele Medikamente hat der Markt in den letzen Jahren und Jahrzenten hervorgebracht? Wieviele davon sind wieder verschwunden, weil sie keine Wirkung hatten oder zuviel an Nebenwirkungen verursacht haben?

Über all dem thront stark und fest wie ein Berg die TCM mit ihren Grundprinzipien. Unten im Tal rennen und hasten die Menschen, sind ständig im Außen aktiv auf der Suche nach dem Glück, übervorteilen sich, bringen sich gegenseitig um, leben über ihre Verhältnisse. Sie beuten hemmungslos alle Ressourcen aus, machen sich das Leben so schwer wie sie nur können, um ihren gefräßig nach immer neuerer Nahrung verlangenden Egoismus zu befriedigen und in ungeahnte Höhen zu treiben.

Die Menschen kommen und gehen.
Der Berg aber steht, stabil und unverrückbar.

Wenn wir Wahrheit definieren als etwas was sich niemals ändert, so hat die TCM sicher einen sehr hohen medizinischen aber auch weltanschaulichen Wahrheitsgehalt. Und deshalb lohnt es nicht nur für Ärzte, sondern für Patienten und alle Menschen, sich mit diesem weisen System zu beschäftigen.

14

Nicht nur, dass es uns therapeutisch sehr nützlich sein kann! Das Verstehen und die Anwendung der Philosophie, der Gesetzmäßigkeiten im Alltag kann unser ganzes Leben derart bereichern, dass wir die uns dadurch geschenkten Schätze bislang noch gar nicht ermessen können.

Die chinesische Kultur und somit auch die Medizin bezeichnet die potentiell vorhandene Schöpfungsenergie in ihrem ungeoffenbarten Zustand mit dem Begriff Chi.

Alles ist Chi, in unterschiedlichen Graden der Offenbarung und Ausprägung.
Chi ändert seine Form in Abhängigkeit von Lokalisation und Funktion.
Obwohl immer wesensgleich, zieht es doch verschiedene Kleider an, um an
unterschiedlichen Orten unterschiedliche Aufgaben zu erfüllen.
Giovanni Maciocia

Die universelle Gesetzmäßigkeit dahinter ist das Prinzip der Geistigkeit,
es ist das erste der sieben hermetischen Prinzipien:

Das All ist Geist, das Universum ist geistig.

Alles ist Geist oder Gott oder Energie und somit auch alles was vom Geist, dem Schöpfer ausgeht. Die Schöpfung ist also aus den gleichen Elementen aufgebaut wie der Schöpfer selbst. Die Schöpfung ist geistig .
Tritt diese schöpferische Kraft nun in die Offenbarung, so manifestiert sich die Schöpfung auf der Basis der Polarität. Denn diese Kraft teilt sich in einen negativen und einen positiven Strom, chinesisch mit Yin und Yang bezeichnet.
(Siehe Abbildung 2, auf Seite 17)

Chi wird zu Yin und Yang, bleibt aber selber beides,
das heißt,
beide Elemente stehen sich zwar scheinbar polar gegenüber,
sind aber in Chi, dem Ganzen vereinigt.

Somit ist Chi für uns also nicht sichtbar, sondern nur seine Offenbarung, die wir als Schöpfung bezeichnen. Wenn wir dies noch einmal mit der christlichen Philosophie beschreiben, so sagt Jesus in der Bibel dazu:

„Niemand hat den Vater gesehen, aber wer den Sohn gesehen hat, hat den
Vater gesehen."

Der Sohn, die Schöpfung, ist für uns nur wahrnehmbar über das Prinzip der Polarität, dem vierten universellen Grundgesetz.

Alles ist zweifach. Alles hat zwei Pole.
Alles hat sein Paar von Gegensätzlichkeiten.
Gleich und ungleich ist dasselbe.
Gegensätze sind identisch in der Natur, nur verschieden im Grad.
Extreme berühren sich. Alle Wahrheiten sind nur halbe Wahrheiten.
Alle Widersprüche können miteinander in Einklang gebracht werden.

Diese Gesetzmäßigkeit ist die Basis jeglicher Erkenntnisprozesse für uns Menschen hier auf Erden. Dadurch, dass es zwei Pole gibt, können wir diese beiden Pole miteinander vergleichen und wahrnehmen. Ohne Polarisierung keine Wahrnehmung! Wenn wir nicht wissen, was hell ist, wissen wir auch nicht, was dunkel ist. Wenn wir nicht wissen, was groß ist, wissen wir nicht, was klein ist. Wenn wir kein männliches Geschlecht kennen, wissen wir auch nicht, was Frauen sind, usw.
Lassen Sie uns in der folgenden kleinen Tabelle diese Einteilung ein wenig transparenter machen:

Yang	Yin
Mann	Frau
Groß	Klein
Hoch	Tief
Oben	Unten
Außen	Innen
Rechts	Links
Heiß	Kalt
Senkrecht	Waagerecht
Tag	Nacht
Geburt	Tod
Aktivität	Passivitat
Spannung	Entspannung
Entwicklung	Einwicklung
Krieg	Frieden
Säure	Base
Jung	Alt
Berg	Tal
Wachen	Schlafen
Denken	Fühlen
Reden	Schweigen
Einatmen	Ausatmen

Die Monade der TCM als Symbol
universeller Gesetzmäßigkeiten

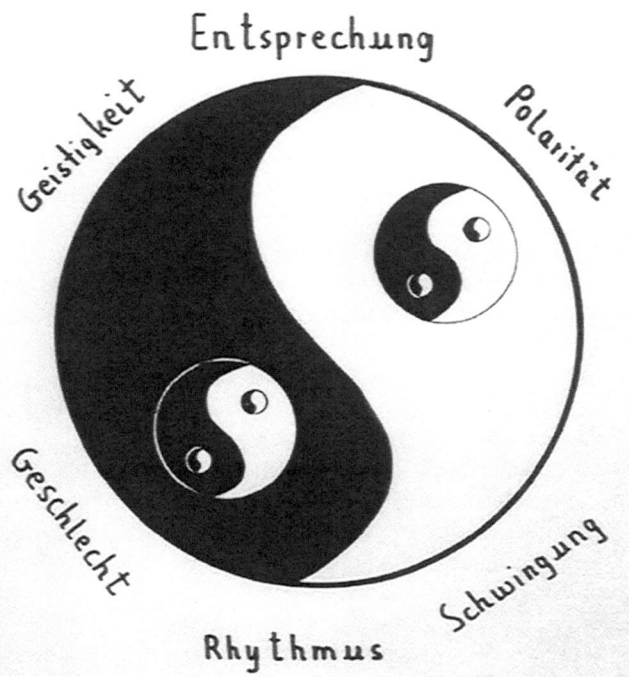

Entsprechung

Geistigkeit

Polarität

Geschlecht

Schwingung

Rhythmus

Über das Prinzip der Polarität ist schon viel geschrieben worden. Wenn die meisten Menschen darauf angesprochen werden, kommt sehr oft die Äußerung: „Polarität, kenne ich". Aber das Prinzip der Polarität ist eines der wesentlichsten Gesetze, die es für uns Menschen hier auf Erden gibt. Und die Tatsache, dass die Welt im Augenblick so ist, wie sie sich uns zeigt, deutet unzweifelhaft darauf hin, dass eben kaum jemand weiß, was Polarität bedeutet und wie die Botschaft ihrer Gesetzmässigkeit ins tägliche Leben hineingetragen, dieses ungeahnt bereichern kann.

Mit leisem Gewicht und Gegengewicht
wägt sich die Natur hin und her,
und so entsteht ein Hüben und Drüben,
ein Oben und Unten, ein Zuvor und Hernach,
wodurch alle Erscheinungen bedingt werden,
die uns in Raum und Zeit entgegentreten.
Goethe

Es gibt also zwei Pole, über die sich das Wesentliche als für uns wahrnehmbar zeigt. Zwei Pole, und das sind die beiden Seiten ein und derselben Münze. Deshalb sind beide nicht nur gleich wichtig, sondern für die Existenz des anderen absolut notwendig. Nehmen wir einen Pol hinweg, verschwindet auch der andere. Die Schöpfung ist dann für unser momentanes Bewusstsein nicht mehr wahrnehmbar. Sie vollzieht sich also in dem regelmäßigen Wechsel der Pole, von positiv zu negativ und wieder zurück. Da gibt es keine Statik, sondern ein dynamisches Gleichgewicht, veranschaulicht mit dem Bild einer unentschiedenen Waage. Ein ganzes Buch könnte dieses Thema füllen. Belassen wir es bei ein paar wesentlichen Gedanken.
Wie sich nun ein Pendel von rechts nach links bewegt, in einer bestimmten Schwingung, mit einem bestimmten Rhythmus, so wechseln positiver und negativer Strom, ohne dass ein Aspekt, ein Pol ganz verschwindet.
Bevor wir weitergehen, möchte ich, bezogen auf Rhythmus und Schwingung, noch einen kleinen Einschub machen. Die ganze sichtbare Schöpfung unterliegt einem ständigen Wechsel. Aber dieser vollzieht sich rhythmisch und ist immer ganz exakt festgelegt. Dieses ist in der fünften universellen Gesetzmässigkeit erfasst, dem Prinzip des Rhythmus:

Alles fließt aus und ein.
Alles hat seine Gezeiten.
Der Schwung des Pendels zeigt sich in allem.
Das Maß des Schwungs nach links
ist gleich dem Maß des Schwungs nach rechts.
Rhythmus kompensiert.

Jeder von uns, wenn er die Natur nur ein wenig betrachten lernt, wird dieses Prinzip arbeiten sehen, auf allen Ebenen. Es ist fest verbunden mit dem Gesetz der Schwingung, dem dritten Prinzip:

Nichts ist in Ruhe, alles bewegt sich, alles ist Schwingung.

Chinesisch sprechen wir, wenn ein Pendel die maximale Entfernung von der Mitte erreicht hat, vom vollen Yang (+) oder vom vollen Yin (-). Aber wichtig ist zu begreifen, dass sich in beiden Extrempolen immer noch ein Part des Gegenpoles befindet. Es scheint so, als würde sich der Gegenpol in der Phase der minimalsten Offenbarung regenerieren, um sich die Kraft für eine erneute Manifestation zu holen.

Im vollen Yang findet sich noch ein wenig Yin, im vollen Yin noch ein wenig Yang. Das ganze System, die ganze Schöpfung lebt also von diesem dynamischen Gleichgewicht, was durch den Wechsel der Pole aufrechterhalten wird. Beide sind notwendig, damit das Leben sich manifestiert.

Nehmen Sie als Beispiel den 24-stündigen Wechsel von Tag und Nacht. Um Mitternacht hätten wir den vollen Anteil vom Yin. Aber wie lange, eine Minute, eine Sekunde oder noch weniger, denn unmittelbar nach Mitternacht nimmt das Dunkle bereits ganz langsam wieder ab. Yin schwindet auf Kosten von Yang, welches zunimmt und Mittag um 12 seinen vollen Anteil hat. Ebenso nur für ein kaum wahrnehmbares Intervall, denn unmittelbar danach nimmt das Helle wieder ab (Yang), auf Kosten des dunklen (Yin), welches schrittweise immer mehr Raum gewinnt und um Mitternacht sich wieder voll entfaltet hat. Und so geht es weiter und weiter für jeden Menschen subjektiv erfahrbar für die Dauer seines Lebens hier auf Erden. Überall finden sich diese Prozesse, dieser stetige Wechsel der Pole, dieses stetige, dynamische, rhythmisch schwingende Pulsieren.
(Siehe zur Verdeutlichung wieder Abbildung 2 auf Seite 17)

Natürlich auch im menschlichen Körper! Das Herz pulsiert zwischen aktiver und passiver Phase. Der Blutkreislauf ist arteriell und venös, geht von oben nach unten und wieder von unten nach oben. Die Muskel spannen und entspannen sich. Wir setzen abwechselnd linkes und rechtes Bein vor uns, um zu gehen. Dabei schwingen wir zusätzlich noch mit dem linken und rechten Arm über Kreuz, um dieses Prinzip noch einmal zwischen oben und unten umzukehren. Je besser uns dies gelingt, umso besser können wir uns fortbewegen, umso länger, anhaltender und ermüdungsfreier. Welche Geheimnisse verbergen sich hinter der Polarität, dem Rhythmus, der Schwingung, der Umkehrung? Was wissen die Menschen wirklich? Noch nicht einmal, wie sie sich im Einklang mit der Schöpfung fortbewegen sollen......

19

Nirgendwo aber wird uns das Prinzip der Polarität korporal deutlicher erlebbar, als im Bereich der Atmung. Bei bewusster Beobachtung erfahren wir dabei, dass beide Pole untrennbar miteinander verbunden sind und sich gegenseitig bedingen, wenn sich hier auf Erden das entfalten soll, was wir die Offenbarung des Lebens oder Schöpfung nennen. Wir atmen ein, sind voll mit Luft, dann zwingt uns eine Kraft wieder dazu auszuatmen, bis uns eine Kraft wieder dazu zwingt einzuatmen und so weiter. Der Rhythmus des Ein bedingt den Rhythmus des Aus, der Schwung des Ein bedingt den Schwung des Aus. Weder am Rhythmus noch am Schwung können wir etwas ändern. Wir können nicht viel ein- und nur wenig ausatmen oder nur wenig ein- aber viel ausatmen. Nehmen wir das Einatmen weg, gibt es auch kein Ausatmen.

Das eine bedingt das andere, beide Pole sind untrennbar miteinander verbunden. Nehmen Sie einen Pol weg, verschwindet auch der andere, beide sind gleich wichtig, gleichwertig, gleich gültig. Ich sage das deshalb so nachdrücklich und wiederholend, weil es eben nicht nur darum geht, übrigens wie bei allen Dingen im Leben, etwas zu verstehen, sondern das auch im Alltag anzuwenden.

Goethe belehrt uns zu diesem Punkt wieder so wunderbar:
Es genügt nicht, etwas zu wissen, man muss es auch anwenden.
Es genügt nicht, etwas zu wollen, man muss es auch tun.

Wie also sieht es aus mit der Anwendung des Polaritätsgesetzes im Alltag der Menschen? Wenn wir in die Welt hineinschauen, dürfen wir vermuten, dass die Masse der Menschen überhaupt noch nichts von Polarität verstanden hat. Permanent arbeitet sie gegen diese Gesetzmäßigkeit, und dies zieht sich in der Gesellschaft durch alle Klassen.

Da wird ein Pol für richtig gehalten und der andere bekämpft. Da hat jemand eine Meinung und erklärt diese für einzig wahr. Da regt sich jemand auf, wenn ein anderer ihm etwas sagt, was ihm nicht gefällt. Da wird versucht, Krankheit zu bekämpfen, um Gesundheit wiederherzustellen. Da versucht eine politische Partei, die Leute davon zu überzeugen, dass sie im Gegensatz zum Konkurrenten das einzig richtige Konzept hat usw.

Die Leute leben in der Polarität so, als ob es sie nicht gibt. Natürlich dürfen wir alle unser eigenes Leben gestalten, unseren eigenen Weg gehen, dürfen unsere eigenen Einstellungen haben. Aber da ich selber in einem medizinischen Beruf arbeite, möchte ich mit diesen wenigen Zeilen darauf hinweisen, dass der Preis, den wir für eine solche Einstellung zahlen, recht beträchtlich ist.

Immer dann, wenn wir Menschen gegen bestehende Gesetzmässigkeiten arbeiten, tragen wir dafür bestimmte Konsequenzen. Warum? Weil die Schöpfung auf solchen Gesetzmäßigkeiten aufgebaut ist, und es Aufgabe der Menschen ist, gemäss dieser zu leben, sie zu lernen, zu verstehen, sie anzuwenden und mit ihnen in Resonanz zu kommen. Das scheint eine Aufgabe der Menschen in der Schöpfung. zu sein.

Ob wir nun daran glauben oder nicht, ist relativ unwichtig. Unsere Meinung stört die Gesetzmässigkeit nicht. Ob wir daran glauben, dass die Sonne jeden Tag aufgeht oder nicht, ist der Sonne ziemlich egal. Sie erfüllt ihren Plan.

Die Einlösungsebene für die Überschreitung dieser Gesetzmäßigkeiten, die am häufigsten von der unsichtbaren Welt gewählt wird, ist Krankheit. Ja wir können sagen, immer wenn wir auf Dauer gegen die universellen Prinzipien arbeiten, werden wir krank.

Nehmen wir einige Beispiele. Ein Mensch verändert `eigenmächtig´ seinen Atemrhythmus. Er atmet entweder viel ein und will die Luft nicht mehr hergeben oder er will nichts hereinlassen, atmet also ganz wenig ein. So kann er zum Asthmatiker werden. Ich habe dieses Krankheitsbild gut 10 Jahre bei meinem Vater beobachten können. Versuchen Sie einmal auf Dauer einen großen Schritt mit dem rechten und einen kleinen Schritt mit dem linken Fuß zu machen und erleben Sie, wie Sie sich schon nach kurzer Zeit fühlen. Versuchen Sie einmal über eine längere Zeit dem Körper seine Ruhezeiten zu streichen.....usw.

Sie werden vielleicht einfügen, dass dies im Prinzip für Sie keine neuen Erkenntnisse sind. Dass Sie um den Rhythmus des Atmens, des Gehens, des Wachens und Schlafens wissen. Aber wie sieht es mit diesem Wissen auf anderen Ebenen aus?

Jemand sagt zu Ihnen: „Du Idiot". Wie reagieren Sie? Regen Sie sich noch auf? Versuchen Sie, den anderen in seine Schranken zu weisen? Werden Sie mit ihm diskutieren und von ihm eine Entschuldigung fordern?

Oder ist Ihre Antwort: „Vielen Dank für die Information, ich denke einmal darüber nach".

Wer die Polarität wirklich versteht und sie im Alltag anwendet, kann sich nicht mehr aufregen. Er weiß, dass es völlig unsinnig ist, sich überhaupt aufzuregen, eine unnötige Verschwendung von Energie. Wieviel Energie müssen die Menschen Tag für Tag aufbringen, um Ärger, Wut, Zorn, Unverständnis und Intoleranz zu unterhalten? Und schauen Sie einmal in Ihrem persönlichen Leben zurück. Hat dieser Energieeinsatz irgendetwas grundlegend verbessert? Wieviel Energie würde Ihnen umgekehrt zur Verfügung stehen, könnten Sie all diese Dinge immer mehr erlösen? Ein Mensch, der die Polarität wirklich versteht, lernt alles zu verstehen, alles zu verzeihen. Er sieht immer mehr das Eine, in jedem Menschen und in jeder Offenbarung.

Er weiß, alles ist nur eine Sache des Standpunktes, der Sichtweise und damit relativ. Ein Mensch sieht die eine Seite der Medaille, ein anderer die gegenüberliegende Seite. Beide Seiten gehören zur gleichen Medaille. Die Medaille ist das Wesentliche, nicht die Seiten, denn beide Seiten sind nötig, um das Ganze zu verstehen.

Ein Mensch, der sein Bewusstsein in diese Richtung entwickelt, wird immer beide Seiten sehen. Die universelle Energie teilt sich in die beiden Pole, um sich zu manifestieren, und auf der psychischen Ebene wird der weise Umgang mit der Polarität immer mehr dazu führen, diese Weisheit zu erleben. Ein bewusster Mensch weiß, dass der Schöpfer beide Pole benutzt, um zu erschaffen. Es gibt selbst für ihn keine andere Möglichkeit.

So bemüht auch der bewusste Mensch sich immer mehr, mit beiden Polen zu arbeiten, die Kräfte hin und her pendeln zu lassen, in einem möglichst idealen Rhythmus und einer harmonischen Schwingung, um wirkliche dauerhafte Dinge zu erreichen. Er hat das Prinzip des Stromes über den Mittler der Steckdose verstanden. Zwei Pole müssen zusammenkommen, müssen sich vereinigen, damit es Licht gibt.....

Verstehen Sie nun vielleicht, warum kein wirklich weiser Mensch Politiker wird? In der Politik steckt ja schon der Pol, was ja besagt, dass sich jede Richtung möglichst klar positioniert, jeweils in Opposition zum Gegner, der in seiner Meinung bekämpft wird. Klarer kann nicht veranschaulicht werden, dass die wenigsten Menschen, selbst in leitenden Funktionen, etwas über die Anwendung des Polaritätsgesetzes wissen.

Wie wunderbar finden wir diese beiden Prinzipien in den folgenden Worten aus dem Buch Jesus Sirach zusammengefaßt, einem Weisheitsbuch des alten Testamentes:

> **Durch die Worte des Herrn sind seine Werke geschaffen**
> **und die Schöpfung gehorcht seinem Willen.**
> **Denn der Allerhöchste**
> **hat Kenntnis von allem**
> **und schaut auf die Zeichen der Zeit.**
> **Kein einziger Gedanke entgeht ihm,**
> **kein einziges Wort bleibt ihm verborgen.**
> **Nichts ist hinzuzufügen**
> **und nichts hinwegzunehmen.**
> **Alles lebt und besteht für immer.**
> **Folglich ist jedes zu jeglichem Zweck.**
> **Alle Dinge sind zwiefach,**
> **das Eine gegenüber dem Anderen**
> **und nichts hat er geschaffen, das versagt.**
> **Das Eine bestärkt die Vortrefflichkeit des Anderen**
> **und wer kann sich nicht ersättigen**
> **am Anblick ihrer Schönheit.**

YIN   *Yang*

Funktionskreis

Lunge   ----   Dickdarm

Kurze, gekoppelte Meridiane

Funktionskreis

Milz   ----   Magen

Lange, gekoppelte Meridiane

Diese vier Meridiane bilden den ersten Umlauf, der den vorderen Teil des Menschen energetisch versorgt.

Funktionskreis

Herz   ----   Dündarm

Kurze gekoppelte Meridiane

Funktionskreis

Niere   ----   Blase

Lange gekoppelte Meridiane

Diese vier Meridiane bilden den zweiten Umlauf, der den hinteren Teil des Menschen energetisch versorgt.

Kreislauf   ----   Drei Erwärmer

Kurze gekoppelte Meridiane

Funktionskreis

Leber   ----   Gallenblase

Lange gekoppelte Meridiane

Diese vier Meridiane bilden den dritten Umlauf, der den seitlichen Teil des Menschen energetisch versorgt.

Überall, wo wir hinschauen, nehmen wir dieses Pulsieren des Lebens wahr, von einem Pol zum anderen. Auch im menschlichen Körper, wozu ich ja schon einige Beispiele angeführt habe.

(Die folgenden Erläuterungen beziehen sich auf die Grafik von Seite 23)

Nach chinesischer Vorstellung durchströmt die Lebensenergie Qi den Körper in Leitbahnen, den sogenannten Meridianen. Es gibt viele dieser Leitbahnen. Beschränken wir uns auf die wichtigsten 12 Hauptmeridiane, die wir vergleichen können mit dem Autobahnnetz in einem Land. Es gibt zwar noch viele andere Straßen jenseits der Autobahn, doch sind es vor allem die Schnellstraßen, die das ganze Land wie ein Grobraster überziehen. Sechs dieser Hauptleitbahnen gehören zum negativen Yin und sechs zum positiven Yang Prinzip. Je ein Yin und ein Yang Meridian bilden zusammen ein gekoppeltes Meridianpaar oder einen sogenannten Funktionskreis, etwa Lunge/Yin und Dickdarm/Yang oder Leber/Yin und Gallenblase/Yang. Zwei gekoppelte Meridiane, wie Lunge/Dickdarm und Magen/Milz, formieren in ihrem Zusammenspiel einen sogenannten Umlauf. Von diesen Umläufen gibt es insgesamt drei, einen für den vorderen Anteil des Menschen, Lunge/Dickdarm - Magen/Milz, einen für den hinteren Anteil des Menschen, Herz/Dünndarm - Blase/Niere und einen für den seitlichen Anteil des Menschen, Kreislauf/Drei Erwärmer - Gallenblase/Leber.

Lassen Sie mich den Begriff Umlauf noch ganz kurz erklären.
Wir sprechen davon, dass ein Mensch geboren ist, wenn er den ersten selbständigen Atemzug gemacht hat. Das Instrumentarium des Atemvorganges ist die Lunge, chinesisch ein Yin Organ. Die Lokalisation der Lunge ist die Brust, und wenn wir die Meridiane auf der Körperoberfläche verfolgen, haben wir hier im Bereich der Brust den Anfang. Von dort läuft der Lungenmeridian, ein kurzer Yin Meridian, zur Hand, wo er umschaltet zu einem kurzen Yang Meridian, Dickdarm. Dieser zieht von dort zum Kopf, wo er umschaltet auf einen langen Yang Meridian, Magen. Der zieht zum Fuß, wo er umschaltet auf einen langen Yin Meridian, Milz, welcher von dort zurückverläuft zur Brust, wo die Energie wieder an den ersten Yin Meridian des zweiten Umlaufes weitergegeben wird. So geht es dann weiter über den zweiten und dritten Umlauf, bis die Energie wieder zum Beginn des ersten Umlaufes, dem Lungenmeridian gelangt und sich das Ganze wiederholt, bis zum letzten Atemzug.
Innerhalb eines Umlaufes finden wir noch die Unterteilung in kurze und lange Meridiane der Qualität Yin und Yang. Die kurzen Meridiane laufen von der Brust zur Hand - Yin - und von der Hand zum Kopf - Yang. Die Langen vom Kopf zum Fuß - Yang - und vom Fuß zur Brust - Yin. (Siehe Abbildung auf der folgenden Seite)

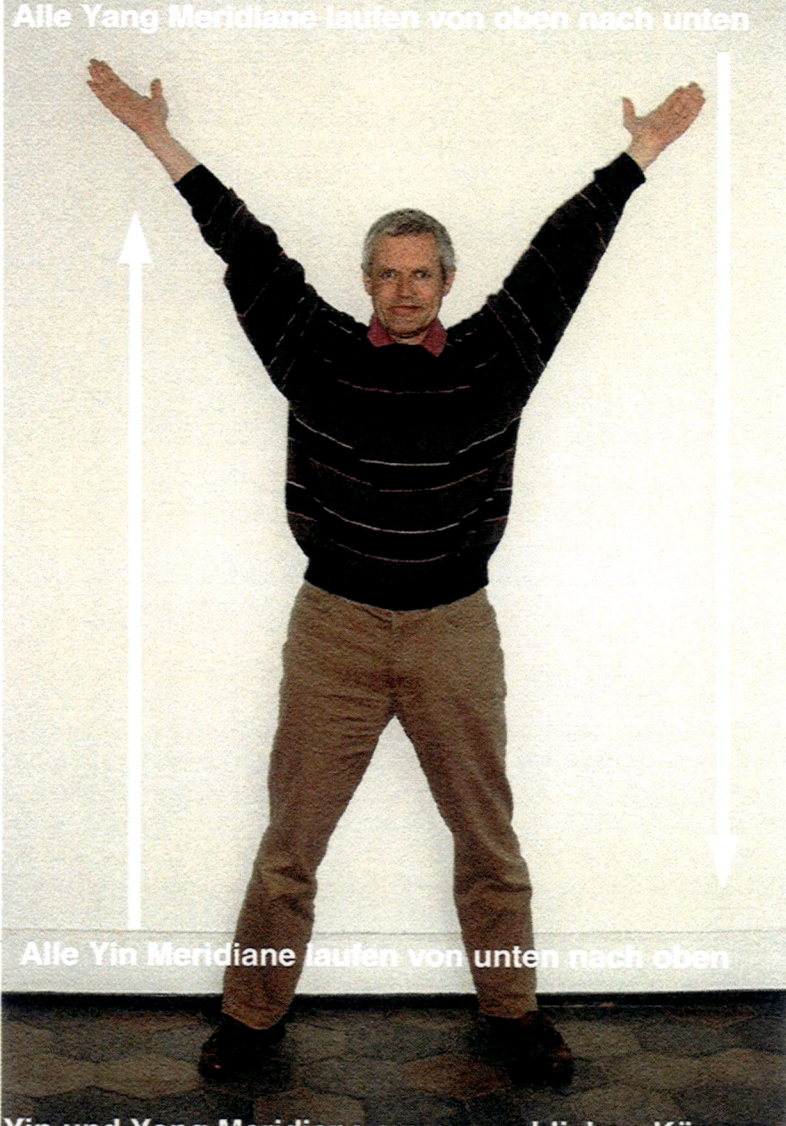

Alle Yang Meridiane laufen von oben nach unten

Alle Yin Meridiane laufen von unten nach oben

Yin und Yang Meridiane am menschlichen Körper

Somit besteht ein Umlauf aus zwei kurzen Anteilen - Yin und Yang - und zwei langen Anteilen - Yin und Yang -. Auf diese Art und Weise durchpulst die Lebensenergie innerhalb von 24 Stunden alle 12 Hauptmeridiane über die einzelnen Umläufe und lässt jeden Teil für 2 Stunden im Zenit seiner Leistungsfähigkeit arbeiten.

So entwickelt sich die chinesische Organuhr mit ihren Maximalzeiten,
siehe auch Abbildung auf der folgenden Seite:
1.Umlauf,
Lunge (3-5 Uhr), Dickdarm (5-7 Uhr),
Magen (7-9 Uhr), Milz (9-11 Uhr),
2. Umlauf,
Herz (11-13 Uhr), Dünndarm (13-15 Uhr),
Blase (15-17 Uhr), Niere (17-19 Uhr),
3. Umlauf,
Kreislauf (19-21 Uhr), Drei Erwärmer (21-23 Uhr),
Gallenblase (23-1 Uhr), Leber (1-3 Uhr).

Was können wir nun praktisch mit einer solchen Einteilung anfangen? Die Frage, welche sich in Bezug zur Organuhr bei einer Symptomatik stellt, lautet: Wann sind die Beschwerden, bzw. wann sind sie am stärksten?
Wenn ein Patient jede Nacht regelmäßig gegen zwei Uhr aufwacht, eine gewisse Zeit wach liegt und später wieder einschläft, deutet dies auf ein energetisches Ungleichgewicht im Bereich des Prinzips Leber hin.
Die meisten Menschen haben ihre Verdauung morgens. Die Maximalzeit des Dickdarms ist genau dann.
Es gibt für die Eßgewohnheiten die Anleitung: Esse morgens wie ein Kaiser, mittags wie ein König und abends wie ein Bettler. Dahinter steckt wieder das Wissen um die energetischen Zusammenhänge in der Organuhr. Der Magen hat morgens seine Maximalzeit und kann die Nahrung dann am allerbesten aufnehmen und für die weitere Verdauung vorbereiten. Mittags hat der Dünndarm seine Maximalzeit. Anschließend hat der ganze Verdauungsbereich seine Ruhephase bis zum frühen Morgen.
Maximalzeit bedeutet, wenn wir den Vergleich zu einem Betrieb heranziehen, dass es eine Phase gibt, wo alle Mitarbeiter anwesend sind, und die anfallende Arbeit natürlich am besten und effektivsten erledigt werden kann. Kommt nun viel Arbeit in der Phase, wo nur noch wenige Mitarbeiter anwesend sind, bleibt vieles davon zunächst einmal unbearbeitet liegen, weil keine Kapazität mehr für die Bearbeitung vorhanden ist. Handelt es sich um leicht verderbliche Ware, wie etwa unsere Nahrung in Bezug zum Verdauungstrakt, kann das dazu führen, dass die Ware verdirbt und nicht mehr adäquat zu verarbeiten ist.

Chinesische
Organuhr

12 Meridiane in zeitlicher
Abfolge

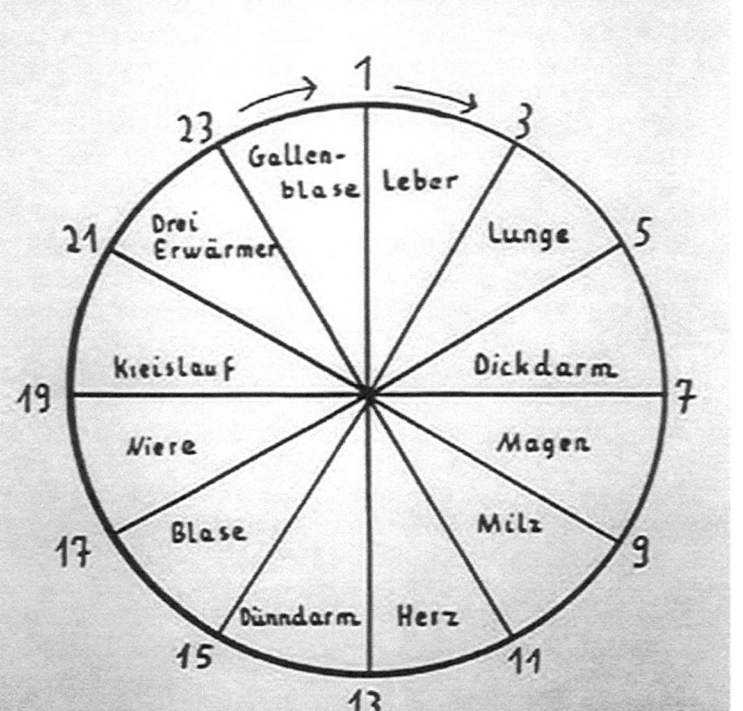

Wenn wir nun die Essgewohnheiten der meisten Menschen in unserem Land anschauen, so ist leicht nachzuvollziehen, warum gut 80% einen chronisch kranken Darm haben, warum mittlerweile ein Großteil aller Erkrankungen ernährungsbedingt ist.

Ein sinnvolles, ausgiebiges Frühstück am Morgen mit einem adäquaten Zeitmaß ist für viele Menschen ein Fremdwort. Eine Tasse Kaffee, Zigaretten, vielleicht ein Brot im Stehen.... Der Magen wartet auf Nahrung, bekommt aber wenig bis nichts. Eventuell bekommt er dann ein wenig zu Mittag, oft die größte Menge am Abend. Seine Hauptarbeitszeit ist jedoch lange vorbei. Viele Menschen essen vor allem abends und vor allem spät. Der ganze Verdauungstrakt ist dann energetisch in der Ruhephase. Die so aufgenommene Nahrung kann nur unvollkommen weiterverarbeitet werden.

Zwar gibt es Länder, wo es zur Sitte gehört, diesen Rhythmus des sehr späten, fast nächtlichen Essens zu pflegen. Doch haben solche Länder, vor allem um das Mittelmeer herum, viel weniger kranke Menschen, weil sie sich, und das kommt natürlich für unsere Kultur sehr krankheitsbelastend hinzu, viel gesünder und qualitativ hochwertiger ernähren. Prägnantes Beispiel hierfür ist für mich unsere kleine Urlaubsinsel in der Ägäis, wo die Menschen trotz sehr reduzierter ärztlicher Versorgung gesund alt werden, weil sie aber vor allem auch psychisch viel besser 'drauf' sind, als die Menschen hier.

So könnte also über das Wissen um die energetischen Zusammenhänge, die uns die Organuhr aufzeigt, den Menschen in unserem Land ein grobes Raster gegeben werden. Vor allem in welcher zeitlichen Richtung sie ihre Ernährung umstellen sollten, damit ihre Gesundheit wieder so etwas wie eine Basis bekommen kann. Selbstverständlich ist das nur ein Aspekt unter vielen, aber für den Anfang ein lohnenswerter.

Wenn wir in der Organuhr weitergehen, kennen wir den Brauch, gegen fünf Uhr Tee zu trinken. Um diese Zeit hat die Niere ihre Maximalzeit, und diese Gewohnheit dient dazu, die Niere zu stimulieren und zu stärken. Nierenkoliken erleiden die Patienten übrigens sehr häufig zu dieser Zeit, während Gallenkoliken eher um Mitternacht ihren Platz haben, zur Maximalzeit der Gallenblase.

Ein weiterer interessanter Aspekt ist die Einnahme von Medikamenten in Bezug zur Organuhr. Wenn ich ein System stärken möchte, sollte ich ein Heilmittel möglichst zu seiner Maximalzeit geben. Ansonsten könnte die Einnahme eher das Gegenteil bewirken. Wenn wir uns vor diesem Hintergrund einmal die Beipackzettel der meisten schulmedizinischen Medikamente anschauen, sehen wir, dass von diesem Wissen dort kaum etwas berücksichtigt ist. Sehr oft steht da nur: 3x täglich einnehmen..... Dies könnte ein Grund dafür sein, warum viele Medikamente wenig wirksam sind. Vor kurzem habe ich von einer Untersuchung der Stiftung Warentest gelesen, wonach ein Fünftel aller schulmedizinisch verschriebenen Medikamente keine Wirkung haben soll.....

Des weiteren erklärt uns die Organuhr etwa Phänomene wie den Jet Lag. Wenn wir in ein Land mit einer anderen Zeitzone reisen, so braucht unser Organismus eine gewisse Phase, um sich an das neue Zeitmuster zu gewöhnen, wobei die Gewöhnungsphase abhängig ist vom Unterschied der neuen Zeitzone zur unsrigen.

Wenn wir nun wieder aus der anderen Zeitzone in unsere heimische zurückkommen, gibt es das gleiche Phänomen der Anpassung. Dies erklärt etwa die enorme körperliche und psychische Anstrengung von Flugpersonal bei Interkontinentalflügen, wobei der gesamte Organismus permanent aus seinem Rhythmus gebracht wird. Es erfordert dann schon einen sehr weisen Umgang mit sich selbst, soll dabei Krankheit vermieden werden. Das gleiche gilt für die Umkehrung des normalen Rhythmus etwa bei der Nachtarbeit. Menschen, die vorwiegend nachts arbeiten, können nur unter sehr glücklichen Umständen auf Dauer wirklich gesund bleiben.

Ich habe schon erwähnt, dass die Meridiane - bleiben wir lediglich bei den Hauptmeridianen - den Körper außen überziehen. Wenn man sich die Verläufe ein wenig einprägt, kann uns dies im Sinne einer Diagnostik wieder wertvolle therapeutische Hinweise geben.

Haben wir bei der Organuhr die Frage nach dem wann der Beschwerden im Vordergrund, so haben wir hier die Frage nach dem wo: Wo schmerzt es? Die TCM definiert den Schmerz als Stauung von Chi und Blut. Westlich ausgedrückt ist Schmerz der Schrei des Organismus nach fließender Energie. Das heißt: Wenn irgendwo etwas am Körper schmerzt, können wir die Frage stellen: Welcher Meridian verläuft in dem Areal des Schmerzes?

So habe ich nach dem wann nun über das wo einen weiteren wesentlichen Hinweis für ein mögliches therapeutisches Vorgehen, etwa mittels Akupunktur, einer Therapieform der TCM. Sehr häufig sind die schmerzenden Areale sogenannte Akupunkturpunkte. Diese Punkte überziehen die gesamte Körperoberfläche, und, indem man sie miteinander verbindet, ergeben sich die Meridiane, die eine Kette von verschiedenen Punkten darstellen. Jeder dieser Punkte hat eine bestimmte Bedeutung. So ist die Akupunktur, vereinfacht dargestellt ein System, wobei durch Setzen von Nadeln an bestimmten Punkten der Körperoberfläche Einfluß genommen wird auf Funktionen des Gesamtorganismus. Je nach dem was erreicht werden soll, werden unterschiedliche Punkte oder Punktkombinationen therapeutisch genutzt. Diese Punkte sind in der Regel druckempfindlich. Bei Störungen des Organismus mit steigender Intensität, bis hin zum Schmerz. Das heißt: Außen an der Körperoberfläche können wir feststellen, dass innen etwas nicht stimmt.

Ein Beispiel: Druckempfindlichkeit im Verlauf des Dickdarmmeridianes, besonders zwischen der äußeren Ellenbogenbeugefalte und dem äußeren Handgelenk, deutet auf eine energetische Unausgeglichenheit im Funktionskreis Lunge/Dickdarm hin. Der Dickdarmmeridian beginnt am daumenseitigen Nagelfalzwinkel des Zeigefingers, läuft über den vorderen Unter- und Oberarm, die vordere Schulter und endet an der Nasolabialfalte der Gegenseite, wobei die Kreuzung zur Gegenseite oberhalb der Oberlippe erfolgt.

In den Meridianen läuft also die Lebensenergie Chi durch unseren Körper, in polarem Wechsel von Yin und Yang. Auf diese Weise wird der gesamte Organismus energetisch versorgt, was die Basis darstellt für ein möglichst harmonisches Miteinander aller Teile. Unser menschlicher Körper ist ein wunderbar weises, unglaublich intelligentes System, von dem wir trotz mannigfacher Forschungen eigentlich noch nicht allzu viel wissen. Lassen Sie mich unter Einbeziehung des energetischen Denkens der TCM dazu einige Dinge anmerken. Wir haben schon des öfteren das Prinzip der Entsprechung erwähnt. Dies ist das zweite universelle Grundgesetz, welches umschrieben wird mit dem Satz:

Dasjenige, was oben ist, ist gleich demjenigen was unten ist.
Und dasjenige, was unten ist, ist gleich demjenigen was oben ist,
zu vollbringen die Wunderwerke eines einzigen Dinges.

Paracelsus hat dieses Prinzip für uns verständlicher ausgedrückt durch:

Mikrokosmos gleich Makrokosmos.

Um über Mikrokosmos und Makrokosmos zu sprechen, müssen wir zunächst einen Standpunkt definieren. So ist die Erde im Vergleich zum Sonnensystem - Makro - ein Mikrokosmos. Die Sonne ist im Vergleich zum Universum - Makro - aber selber Mikrokosmos. Das Universum selbst ist im Vergleich zum Kosmos - Makro - wieder Mikrokosmos. Gehen wir nun in die andere Richtung. Der Mensch ist im Vergleich zur Erde Mikrokosmos, im Vergleich zu seinen Organen Makrokosmos. Diese sind selber wieder Makrokosmos im Vergleich zu ihren Zellen, die Mikrokosmos sind. Und diese sind selber wieder Makrokosmos im Vergleich zu ihren Bestandteilen oder den einzelnen Atomen, die wieder Mikrokosmos sind. Worauf ich ein wenig eingehen möchte, ist das Verhältnis Mikro - Makro, Mensch - Erde.

Wenn wir uns den menschlichen Körper anschauen mit seinen 80 Billionen Zellen, einer kaum vorstellbaren Zahl, so sehen wir in ihm ein übergeordnetes Prinzip am Werke, welches sich in dem Bestreben ausdrückt, harmonisch miteinander zu wirken.

Das Meridiansystem

Yin   Yang

Lunge   ⟶   Dickdarm

Milz   ⟵   Magen

Herz   ⟶   Dünndarm

Niere   ⟵   Blase

Kreislauf   ⟶   Drei Erwärmer

Leber   ⟵   Gallenblase

Jede einzelne Zelle hat dieses Bewusstsein - ja die moderne Wissenschaft hat mittlerweile nachgewiesen, dass Zellen Bewusstsein haben - und arbeitet in diesem Sinne. Sprechen wir nicht von dem inneren Arzt, der den Organismus wieder zur Gesundheit führt, wenn wir ihm nur genug Zeit lassen? Alles im Körper, was noch nicht gänzlich zerstört ist, kann sich wieder regenerieren, es ist nur eine Frage der Zeit und des sorgsamen Umganges mit den Resourcen.

Die Basis dafür ist das Bewusstsein des Miteinander, des füreinander Daseins, der Zusammenarbeit für ein gemeinsames Ziel. Dem ordnet sich alles andere unter. Alle Zellen arbeiten normalerweise in dieser Richtung. Sie wissen: Die Voraussetzung dafür, dass es ihnen selbst gut geht, liegt im Wohlergehen des großen Ganzen. So trägt jeder kleine Teil die Verantwortung einmal für sich und auf der anderen Seite auch für das Ganze. Nur wenn es ihm selber gut geht, kann er zum Segen für das Ganze arbeiten, kann es dem Ganzen gut gehen. Dies bedeutet natürlich, dass er in einem solchen Bewusstsein alles daransetzen wird, dafür zu sorgen, dass es ihm gut geht. Aber nicht auf Kosten der anderen, sondern indem er an sich selber im Sinne der Optimierung arbeitet, die wieder dem Ganzen dient. Die Mittel für diese Optimierung wiederum bekommt er von der großen Gemeinschaft.

Dieser rote Faden, der sich durch einen gesunden Organismus zieht, wird erläutert durch das systemische Denken der TCM. Die Lunge (Yin) gibt die Energie weiter zum Dickdarm (Yang), der gibt sie weiter zum Magen (Yang), der gibt sie weiter zur Milz (Yin). Diese übergibt die Energie zum Herz (Yin), das gibt weiter zum Dünndarm (Yang), der gibt weiter zur Blase (Yang), die gibt weiter zur Niere (Yin). Die übergibt die Energie weiter zum Kreislauf (Yin), der gibt weiter zum drei Erwärmer (Yang), der gibt weiter zur Gallenblase (Yang), die gibt weiter zur Leber (Yin). Die Leber übergibt die Energie weiter zur Lunge......(Siehe Abbildung 6 auf Seite 31).

Achten Sie auf die Worte: Die Energie wird von Einem zum Anderen gegeben, sie wird übergeben im positiven Sinne, sie wird weitergereicht, geschenkt und gespendet. Den Begriff `nehmen´ finden wir in dem ganzen System nicht. Kein Bereich nimmt, sondern gibt, aber indem er gibt, bekommt er zugleich. Die Lunge gibt die Energie zum Dickdarm und die somit frei gewordene Kapazität füllt die von der Leber gespendete Energie auf, bei der es sich ebenso verhält. Sie gibt zur Lunge und bekommt von der Gallenblase. Nur dadurch, dass die einzelnen Teile freiwillig geben, bekommen sie auch. Aber: Sie geben nicht, um zu bekommen, sondern sie bekommen, weil sie geben. Und sie können viel geben, weil sie viel bekommen und somit eben auch viel haben. Sie leben auf diese Art und Weise immer in einer wunderbaren Synthese von Leere und Fülle, stellen sich unter das Gesetz der Polarität.

Dieser Fluß und das Aufrechterhalten des Flusses ist Grundlage des Lebens. In diesem Sinne arbeiten alle Teile in unserem Körper. Ist das nicht eine weise Einstellung?

Kennen wir nicht auch im Volksmund den Satz:
Geben ist seliger denn Nehmen?

Nehmen wir einmal die Analogie zur Welt. Immer weniger definiert sich dort das Geben. Die Mentalität unserer heutigen Zeit ist vor allem das Nehmen. Nehmen geht aber immer auf Kosten anderer. Nehmen ist eine nicht sehr weise Einstellung. Denn indem ich in erster Linie nehme, was ja bedeutet, ich will haben, bin ich auch weniger bereit zu geben. Denn wenn ich etwas haben will, möchte ich es möglichst behalten und nicht weiter spenden. Dadurch aber wird der Fluß gehemmt. Mein eigener in Bezug zur Welt, zur Erde, zum Universum, aber auch der Fluß in der Welt. Wenn wir ein solches Verhalten in unserem Körper finden, entwickelt sich das, was wir als Krankheit bezeichnen. Viele Krankheiten sind Stauungskrankheiten, bedingt dadurch, dass etwas nicht mehr fließt. Wenn ich nichts gebe, kann ich auch nichts bekommen. Aber immer dann, wenn ich gebe, also mich leer mache, kommt auch wieder etwas dazu, was den Freiraum füllt. Auch das können wir überall gesetzmäßig beobachten. Wenn wir die Flüssigkeit aus einer vollen Flasche entfernen, füllt sie sich automatisch mit Luft.....

Kommen wir wieder zurück zum Körper und betrachten beispielhaft den Magen. Der bekommt seine Energie vom Dickdarm, sagt aber nun: `Ich will behalten, ich gebe nichts oder nur wenig weiter´. Nun bekommt die Milz entsprechend weniger oder nichts und beklagt sich beim Magen. Der aber sagt: `Was du willst, interessiert mich überhaupt nicht. Hauptsache mir geht es gut´. Das Herz bekommt nun von der Milz wenig bis gar nichts mehr, der Dünndarm vom Herzen ebenso u.s.w. . Grund ist: Der Magen lebt sein eigenes egoistisches Interesse aus. Ihn interessiert das große Ganze nicht. Er ist nur auf seinen persönlichen Vorteil bedacht.
Irgendwann aber, wenn die Reihe am Dickdarm wäre, dem Magen Energie zu spenden, wird diese egoistische Einstellung auch für den Magen selbst spürbar. Er bekommt weniger vom Dickdarm nach, weniger bis nichts und gerät langfristig, da er ja zum Leben nun seine eigenen Ressourcen aufbrauchen muss, selber in eine Mangelsituation.
So entwickelt sich in einem Körper das, was wir als Krankheit bezeichnen. Und die Hauptmentalität, die sich dahinter verbirgt, ist: Haben wollen auf Kosten anderer. Eine Struktur, die dem Krebs zu eigen ist. Wenn der Magen nun sein Ego weiter aufbläht, so kommt er leicht in den Wahn, nicht nur in seinem Bereich zu bleiben, sondern sich über den ganzen Körper auszubreiten, in möglichst vielen anderen

Arealen Stützpunkte aufzubauen, um irgendwann alles zu beherrschen und zu kontrollieren.

Dieses hemmungslose, unmoralische Wachstum wird korporal als Krebs bezeichnet, und das Aufbauen neuer Stützpunkte nennt sich Metastasierung. Das geht ungehindert so weiter, falls nicht von außen schulmedizinisch massiv interveniert wird - was aber nur in wenigen Fällen Erfolg hat - bis das ganze System zusammenbricht. Der Wirt, der Körper, von dem der Magen durch seine `krebsige´ Vorstellung lebt, stirbt. Und hier ist das große Problem des Magens, an welches er bislang nicht gedacht hat. Denn in dem Moment, wo sein Wirt stirbt, das Ganze, stirbt er als kleiner Teil mit.

Kommen wir noch einmal zurück zur Welt.

Kommt uns das beschriebene Muster nicht bekannt vor? Finden wir nicht dort genau diese Philosophie? Gibt es nicht gerade im Bereich der Wirtschaft exakt eine solche Mentalität? Kleinere Unternehmen werden übernommen. Achten Sie auf die Worte, `übernehmen, unternehmen´: Man legt sich zunächst über etwas und nimmt es dann unter sich, herrscht darüber, verleibt es sich ein, frisst es auf. Je mehr ein Unternehmen expandiert, wächst, sich ausbreitet, was natürlich auf Kosten anderer geht, um so mehr will es Stützpunkte in anderen Orten, möglichst anderen Ländern oder gar Kontinenten haben - Metastasierungsprozeß. Das ist die Philosophie der Wirtschaft und somit auch die vorherrschende Philosophie in der Welt, die sich leider immer mehr ausbreitet. Die Welt hat Krebs, verursacht durch die Menschen, die in ihr leben. Rücksichtslos, ja hemmungslos beuten sie ihre eigenen Ressourcen und die unseres Planeten aus.

Dies ist ein Verhalten völlig konträr zu kosmischen Gesetzmäßigkeiten. Es hat Konsequenzen und führt, wie bereits öfter angemerkt, in die Einlösungsebene durch die Krankheit. Der Mensch, die Menschen, sind krank und haben mittlerweile auch die Erde ziemlich erkranken lassen. Sich wo immer möglich einen Wirt zu schaffen, den man ausbeuten kann, führt dazu - ich habe versucht es beim Körper zu beschreiben-, dass der Wirt irgendwann krank wird und in letzter Konsequenz stirbt, und alles, was an ihm hängt, stirbt mit. Wenn wir die Erde als größten kollektiven Wirt ansehen, kann sich jeder vorstellen, in welche Richtung die Entwicklung möglich ist.

Noch eine Anmerkung zu dem Begriff Wirtschaft. Überall ist dieser Begriff ein wichtiges Maß. Wirtschaftliches Arbeiten, Wirtschaftlichkeit ist die Vorgabe. Aber es bedeutet, mir einen Wirt zu schaffen, den ich ausbeuten kann. In unserem Organismus bedeutet Wirtschaftlichkeit in diesem Sinne Krankheit. Es geht um Wachstum, um Wachstumsraten. Wenn der Umsatz in einem Jahr nicht gesteigert werden kann, heißt das Nullwachstum, und das bedeutet schon Rückschritt.

Beziehen wir das noch einmal auf den Körper. Heute setze ich ein halbes Kotelett um, das heißt, ich esse es. Nun ist die Vorgabe, den Umsatz zu steigern, also esse

ich am nächsten Tag ein Kotelett. Der Umsatz aber muss weiter gesteigert werden, ich esse am nächsten Tag zwei, dann drei Koteletts, dann vier, fünf.....
Verstehen wir uns nicht falsch: Natürlich muss ein Unternehmen zunächst einmal bis zu einer gewissen Größe wachsen. In unserem Körper finden wir bis zum Erwachsenwerden auch korporales Wachstum. Dann aber ist weiteres Wachstum pathologisch und führt zum Krebs, mit allem, was bereits beschrieben ist.
Ein kleiner Einschub:
Ich möchte klarstellen, dass es selbstverständlich um äußeres Wachstum geht oder analog, um Außenorientierung. Auf der inneren Ebene gibt es selbstverständlich keine Grenzen bezüglich Wachstum. Ein Höchstmaß zu entwickeln an Güte, Reinheit, Toleranz, Verständnis, Liebe, um nur einige Facetten zu nennen, sind wesentliche Grundlagen dafür, um in dem Bewusstsein zu wachsen, dass wir alle Brüder und Schwestern, dass wir alle eins sind. Wachstum in dieser Hinsicht sollte grenzenlos und hemmungslos sein.

Die folgenden Worte meines Lehrers Selvarajan Yesudian idealisieren diese Idee:
Überschreiten wir alle rassistischen Grenzen.
Überschreiten wir alle nationalen und religiösen Grenzen.
Überschreiten wir alle Grenzen von Zeit und Raum.
Halten wir inne und lassen wir die unversiegbare Quelle der Wahrheit
in unserem Herzen das Ziel unserer Pilgerfahrt sein.
Lasst uns die großen Weltlehrer verehren.
Sitzen wir zu ihren Füßen und empfangen wir ihren Segen
durch ihre wunderschönen Worte und Belehrungen in den Veden,
den Upanishaden, der Bhagavatam und der Bhagavad Gita der Hindus;
in den Dhammapada Schriften der Buddhisten;
im Alten Testament der Juden;
im neuen Testament der Christen;
im Koran der Muslime und in den heiligen Büchern der Jains und Sikhs.
Baden wir im Fluß der Wahrheit,
wo immer er fließen mag.
Enfernen wir die sektiererische Hülle von den Religionen
und kleiden wir uns mit dem Gewand der Wahrheit,
weiß wie das Sonnenlicht.
Seien wir bewusst, dass wir alle zur großen Menschenfamilie gehören,
möge auch unsere Hautfarbe verschieden sein,
unsere Sprache unterschiedlich;
mögen unsere Sitten und Bräuche voneinander abweichen.
Laßt uns - alle vereint - die Sprache des Herzens sprechen,
die Sprache der Liebe und der Wahrheit.

Es ist interessant, dass der korporale Krebs den meisten Menschen die größte Angst bereitet. Denn er führt mit oder ohne Behandlung immer noch in den häufigsten Fällen zum Tod. Noch interessanter ist, dass die Schulmedizin trotz immenser finanzieller Investitionen im Bereich der Forschung bei dieser Erkrankung noch keinen wirklichen therapeutischen Durchbruch erreicht hat. Das ist vor dem Hintergrund des bisher Angeführten verständlich. Solange sich das Bewusstsein der Menschen auf der Erde nicht ändert, wird es das Kranheitbild des Krebses auch weiterhin geben.

Doch kommen wir wieder zurück zur TCM mit ihren Grundgedanken und Gesetzmäßigkeiten.
Wir haben schon besprochen, dass sich Qi, wenn es in die für uns sichtbare Offenbarung tritt, polarisiert in Yin und Yang. Diese Unterscheidung gibt dem Menschen die Basis für jegliche Erkenntnisprozesse in seinem Leben. Nur dadurch, dass er die Pole immer wieder miteinander vergleicht, sie gegeneinander abwägt, sie miteinander misst, sie gegenüberstellt, kann er erkennen, wahrnehmen, sich in der materiellen Welt orientieren.
Alles was er sieht, was er wahrnimmt, kann er auf diese Art und Weise in zwei Schubladen legen und immer wieder die eine oder andere aufziehen, um somit für sich seine Wirklichkeit einzuteilen. Chinesisch ist dies die Theorie von Yin und Yang, die auf dem Gesetz der Polarität fußt.
Es ist eine Möglichkeit, das, was wir als Wirklichkeit bezeichnen, einzuteilen. Wir können sagen, die grundlegendste Einteilungsmöglichkeit. Darüber hinaus gibt es aber noch viele andere Einteilungen.

Etwa die Klassifizierung in Körper/Seele/Geist -
die klassische vier Elementenlehre des Westens- Erde, Wasser, Luft, und Feuer, mit den vier Typen phlegmatisch, melancholisch, sanguinisch und cholerisch -,
die sieben oder zehn Planetenprinzipien beziehungsweise die 12 Tierkreiszeichen der Astrologie-,
die 38 Bachblüten-,
die Konstitutionstypen der Homöopathie usw.

Es gibt noch unzählig viele Möglichkeiten der Einteilung der subjektiven Wirklichkeit, und alle sind stimmig, wenn wir in ihrem System bleiben und sie nicht miteinander vermischen. Sie sind deshalb stimmig, weil ihnen mit dem Prinzip der Entsprechung eine universelle Gesetzmäßigkeit zu Grunde liegt.

Ich möchte noch einmal Bezug nehmen auf die Abbildung 5 von Seite 27.

Das Symbol, in welches die 12 Meridiane in ihrer zeitlichen Abfolge eingruppiert sind, ist ein höchst metaphysisches, der Kreis. Immer wenn wir diesen Kreis nun teilen, hälfteln, vierteln oder wie hier sechsteln, entsteht ein Rad. Und dieses Rad hat einen zentralen wichtigen Punkt, welcher es hält, um welchen es sich dreht, welcher dem ganzen Struktur gibt. Das ist die Mitte. Die Mitte im Rad bleibt, egal wieviel Speichen wir einziehen. Über die Mitte aber sind alle Teile, alle Sektoren, alle Speichen miteinander verbunden, egal um wieviel es sich handelt. Ob wir nun eine zweier-, eine dreier- oder vierer-, eine wie in der Grafik geschehen, zwölfer Einteilung oder noch mehr Sektoren wählen, ändert an dem Prinzip nichts. Jeder Sektor, jeder Teil, bei unserer Grafik also die einzelnen Meridiane, die wir vor diesem Hintergrund besser als Prinzipien bezeichnen, symbolisiert einen Teil des Ganzen und steht über die gemeinsame Mitte zugleich mit allen anderen Teilen in Verbindung.

Dies ist für mich ein beispielhaftes Modell von Ganzheitlichkeit. Egal also welches System ich betrachte, in wieviel Sektoren ich das Ganze nun einteile, wenn ich an der Mitte festhalte, alles um sie kreisen lasse, kann ich in allem, in jedem Teil die Essenz, das Wesentliche finden und durch den gemeinsamen Bezug zur Mitte dies auch in allen anderen Teilen erkennen.

Für das Leben der Menschen wäre die Mitte im übertragenen Sinne so etwas wie ein hohes Ideal, ein Ziel, um welches sich alles dreht und organisiert. Wir finden dieses symbolhafte Geschehen im gesamten Universum. Immer gibt es eine Zentrale, um die sich alles dreht, die alles ordnet. In unserem Makrosystem ist es die Sonne. In unserem Mikrosystem der Atomkern.
Nehmen wir nun das Zentrum weg, entsteht Anarchie, und alles wird durcheinander gehen. Stellen wir uns nur einmal vor, die Sonne würde ihren Platz als Zentrum unseres Systems verlassen. Was wäre dann mit der Erde?

Wenn wir konkrekt noch einmal zu der Grafik zurückkommen, so würde, bezogen auf unseren Körper das Ziel, das Ideal, symbolisiert durch die Mitte, Gesundheit sein. Alles dreht sich darum. Deshalb arbeiten alle Teile, sprich Prinzipien oder Organe harmonisch miteinander, weil sie, obwohl ihre Aufgaben in unserem Körper sehr unterschiedlich sind, wissen, dass jeder allein nichts vermag, sondern nur gemeinsam das große Ziel zu realisieren ist, Gesundheit.

Von einem gesunden System profitieren dann alle Teile. Deshalb bemühen sie sich, dem Ganzen ihr bestes zu geben, weil sie wissen, dass ja alle Teile das gleiche Ideal haben. Dies ist die beste Voraussetzung dafür, dass es allen gut geht. Die Mitte also hält, verbindet erhält und eint. Ein wunderbares Symbol.

Lassen Sie mich diesen Gedanken beenden mit einem Vers von Goethe:
Und dass du nicht enden kannst, das macht dich groß.
Und dass du nicht begannst, das ist dein Los.
Dein Lied ist drehend wie das Sterngewölbe,
Anfang und Ende, immerfort dasselbe.
Und was die Mitte bringt ist offenbar.
Das was zu Ende bleibt und anfangs war.

Auch im Bereich der chinesischen Medizin haben wir neben den 12 Meridianen eine weitere Einteilungsmöglichkeit, die uns eine zusätzliche Orientierung ermöglicht und zu einem erweiterten Verständnis geleitet. Es ist die Fünf-Elementenlehre.
Wir haben bei der Besprechung der Meridiane Begriffe verwendet wie Lunge, Dickdarm, Magen, Milz usw. Und normalerweise verbinden wir mit unserer westlichen Vorstellung damit die entsprechenden Organe. Chinesisch aber ist der Bogen viel weiter zu spannen.
So ist mit dem Begriff Lunge-Dickdarm mehr gemeint als nur die reine Organtätigkeit, sprich Ausscheidung und Atmung. Zum Funktionskreis Lunge/Dickdarm gehören unter anderem noch: Nase und Nasennebenhöhlen, Haut und Behaarung, vordere Schulter, Ellenbogengelenk, aber auch psychische Faktoren wie Kummer, Trauer und Besorgnis, ja je Funktionskreis ein Fünftel des ganzen Menschen. Deshalb ein Fünftel, weil wir ja über das System der fünf Elemente die ganze subjektive Wirklichkeit nicht wie beim Polaritätsgesetz in zwei, sondern nun in fünf Schubladen einsortieren können.
Und es ist ganz wichtig sich klarzumachen, dass wir alles, und darauf liegt die Betonung, alles was wir subjektiv wahrnehmen in diese fünf Schubladen einteilen können. Das bedeutet auf den Menschen bezogen noch einmal, je Schublade, je Funktionskreis finden wir ein Fünftel des ganzen Menschen repräsentiert. Basis für dieses Denken ist die Fünf-Elementenlehre, mit den Überbegriffen:

Holz - Leber/Gallenblase,
Feuer - Herz/Dünndarm,
Erde - Magen/Milz,
Metall - Lunge/Dickdarm,
Wasser - Niere/Blase.

Fünf-Elemente, sechs Funktionskreise, der Funktionskreis Kreislauf/Drei Erwärmer wird zusammen mit dem Funktionskreis Herz/Dünndarm dem Element Feuer zugeordnet.
Die folgende Grafik auf Seite 39 möchte Sie ein wenig mit diesem Einteilungsschema vertraut machen.

Fünf-Elemente und ihre Entsprechungen

	Holz	Feuer	Erde	Metall	Wasser
Funktions-kreis	Leber Gallenblase	Herz Dünndarm	Magen Milz	Lunge Dickdarm	Niere Blase
Jahreszeit	Frühling	Sommer	Spätsommer	Herbst	Winter
Klima-faktor	Wind	Hitze	Feuchtig-keit	Trocken-heit	Kälte
Sinnes-organ	Auge	Zunge	Mund	Nase	Ohr
Gewebe	Sehnen	Gefäße	Binde-gewebe	Haut	Knochen
Emotio-nen	Wut, Ärger, Zorn	Freude	Grübeln Nachdenken	Traurig-keit	Angst
Entwick-lung	Geburt	Wachstum	Umwand-lung	Ernte	Speiche-rung
Farbe	grün	rot	gelb	weiß	schwarz
Ge-schmack	sauer	bitter	süß	scharf	salzig
Ohr	**Anthelix**	**Anthelix**	**Anthelix**	**Anthelix**	**Anthelix**
Zähne	Eckzahn	Weisheits-zahn	UK Prämolaren, OK Molaren	OK Prämolaren, UK Molaren	Schneide-zähne
Yin Organe	Leber	Herz	Milz	Lunge	Niere
Yang Organe	Gallenblase	Dünndarm	Magen	Dickdarm	Blase
Wirbels. Segmente	**TH 8-10**	**C 8, S 1-3, TH 5-7**	**Th 11,12, L1**	**C 5-7, L 4,5 TH 2-4**	**L 2,3, S 4,5**
Schlüssel	Dynamik	Identität	Kontakt	Permea-bilität	Statik
Schlüssel-funktion	Sich regen	Eins sein	Aufschlie-ßen	zulassen	halten
somatisch	Motorik	Belebung	Analyse	Exspirium	Stabilität
	Spannkraft	Ausstrah-lung	Integration	Inspirium	Festigkeit
psychisch	Entschluß-kraft, Mut, Wendigkeit	Freude, Frieden, Harmonie	Erkennen, Denken	Austausch, Wechsel, Wandlung	Sicherheit, Vertrauen, Treue

Wir postulieren als Oberbegriff eine waagerechte Kette, also Holz, Feuer, Erde, Metall und Wasser, betrachten das, was wir wahrnehmen - in der Tabelle auf Seite 39 die linke Spalte - und ordnen ihn diesen fünf waagerechten Begriffen unter. So bekommen wir für jeden Begriff der linken Spalte fünf klassische, waagerecht angeordnete Repräsentanten.

Wir könnten noch unzählig viele weitere Begriffe für die linke Reihe der Grafik finden und weitere waagerechte Ketten aufbauen. Aber dies soll für das Grundverständnis genügen.

Wenn wir in dieser Grafik nun immer von links nach rechts lesen, so haben wir damit keine Probleme und können uns in der Welt gut verständigen. Unser Weltbild, um im Bereich der Medizin zu bleiben, das Weltbild der Schulmedizin, ist ein waagerechtes, logisches, kausales Weltbild.

Aber die Grafik beinhaltet natürlich noch viel mehr, ein ganz anderes Weltbild, ein anderes Denksystem, welches sich eröffnet, wenn wir die fünf Schubladen aufziehen und somit von oben nach unten sehen. Dann verlassen wir die Ebene der Kausalität und betreten den Bereich der Analogie, deren Grundlage ein Denken oder Weltbild ist, welches mit Begriffen wie alogisch oder akausal am besten zu beschreiben ist.

Lassen Sie mich das ein wenig erläutern. Wenn wir Gemeinsamkeiten suchen von Lunge, Dickdarm, Magen, Milz, Herz, Dünndarm, Blase, Niere, Leber, Gallenblase, so können wir sagen: Das sind alles Organe unseres Körpers. Damit sind wir unsisono mit dem vorherrschenden Denken der Masse der Menschen. Diese Betrachtung fußt auf dem Boden von Logik und Kausalität. Jede weitere waagerechte Reihe der Grafik können wir uns so verständlich machen. Aber finden wir auf diese Art und Weise Gemeinsamkeiten zwischen den einzelnen waagerechten Reihen?

Wenn wir uns nun die Frage stellen: Was ist die Gemeinsamkeit zwischen Leber/Gallenblase, den Eckzähnen, Ärger und Zorn, dem Auge, Frühling, Geburt, Wind, zwischen sauer, grün, Muskeln, Sehnen und Bändern, Aktivität und Dynamik? So scheint es auf den ersten Blick keine logische, kausale Gemeinsamkeit zu geben. Zumindest keine, die mit dem momentanen vorherrschenden menschlichen Denksystem erklärbar ist.

Dennoch gibt es einen Zusammenhang, der sich aber auf einer höheren Ebene ergibt, auf der Ebene von Prinzipien. Diese Prinzipien haben eine aufbauende, eine bewirkende Kraft, und diese zeigt sich auf den unterschiedlichsten Ebenen der Manifestation. Auch hier ist es wieder unwesentlich, ob jemand an solche Prinzipien oder Gesetzmäßigkeiten glaubt oder nicht. Sie arbeiten und wirken auch ohne unsere Meinung. Aber wir können uns diesen Gesetzmäßigkeiten nähern, wenn wir erst einmal für möglich halten, dass es sie gibt. Nur durch diesen Glauben ergibt sich für uns die Möglichkeit, sich mit ihnen auseinanderzusetzen, sie zu verstehen, sie zu lernen und sich gemäß ihrer Botschaft zu orientieren. Auf diese Art und Weise schaffen wir uns die Voraussetzung einer besseren, umfassenderen Orientierung der erfahrbaren Wirklichkeit.

Nehmen Sie als Beispiel eine uns zunächst fremde Sprache. Wir sehen etwas in griechischen Schriftzeichen abgedruckt. Da wir nur in unserer kleinen Welt leben, lehnen wir vieles ab, was da nicht hineinpasst, etwa die griechische Schrift, die wir nicht lesen können. Auf diese Weise bekommen wir natürlich auch keinen Kontakt mit ihr. Somit schließen wir uns auch von den Botschaften aus, die über dieses Medium Verbreitung finden. Die Botschaften sind da, stehen im Prinzip jedem zur Verfügung. Es liegt nur an uns, an sie heranzukommen. Dazu müssen wir die Sprache lernen. So kommen wir an die Information heran und können damit unser alltägliches Leben unter Umständen bereichern.

So können wir immer mehr erleben, immer mehr verstehen und unser Dasein durch vielleicht uns bisher unbekannte, wesentliche Facetten anfüllen. Es liegt also nur an uns, was wir aus all diesen Dingen machen. Ob wir uns mit den in der Grafik angedeuteten Prinzipien beschäftigen und, um im Bereich der Medizin zu bleiben, sie in Diagnostik und Therapie zum Segen für unsere Patienten einsetzen oder nicht. Einzig wir sind in der Lage, den Pfad zu betreten, der in Richtung ganzheitlichen Denkens und ganzheitlicher Therapie führt.

Hier liegt die Erklärung, warum sich klassische Schulmedizin und ganzheitliche Medizin nicht verstehen. Während in der ganzheitlichen Medizin waagerechtes und senkrechtes Denken idealerweise in einer Synthese miteinander verbunden sind, fehlt der klassischen Schulmedizin das senkrechte Denken nahezu völlig. Dadurch fehlt ihr natürlich auch die Basis für das Verständnis der Verbindung aller Teile miteinander. So fehlt ihr die Basis der Ganzheitlichkeit. Den Faden, der alles miteinander verbindet, kann nur das senkrechte Denken spinnen.

Viele Schulmediziner lehnen das senkrechte Weltbild ab. Sie erklären das ganze System für unwissenschaftlich und viele in dieser Richtung denkende und arbeitende Mediziner zu Phantasten, die sie auf möglichst vielen Ebenen bekämpfen. Ohne sich darüber klar zu sein, dass ein Großteil ihres täglichen Arbeitens gerade das senkrechte Weltbild zur Grundlage hat. Das Periodensystem der Elemente, die basale Einteilung im Bereich der Chemie ist ein solch senkrechtes System. Hier kommen wir nicht sehr weit, wenn wir waagerecht denken. Die Schulmedizin arbeitet sehr viel mit Chemie und somit indirekt mit einem senkrechten Weltbild.....

Lernen wir also einen toleranten Umgang miteinander. Beide Systeme haben ihre Berechtigung, sollten sich idealerweise ergänzen. Wie dankbar können wir der modernen Schulmedizin sein, die im Bereich der Akutbehandlung und Notfallversorgung beinahe Unglaubliches leistet, aber in vielen anderen Bereichen eben ihre Grenzen hat. Diese zeigen sich besonders deutlich dort, wo der waagerechte Balken

41

in den Bereich des Fortschrittes gezogen, kein wirkliches Ziel mehr beschreibt und zum Trip wird.

Aber auch die ganzheitliche Medizin sollte therapeutisch ihre Grenzen kennen und dankbar dafür sein, dass es die Schulmedizin gibt, ohne die die Masse der Patienten vordergründig momentan nicht zu behandeln ist.

Wirklich ganzheitlich denkende Therapeuten und Menschen sollten die Chance nutzen, waagerechtes und senkrechtes Arbeiten zu lernen, anstatt nur einen Pol als den wahren hinzustellen. Nur dort, wo beide Balken zusammenkommen, gibt es so etwas wie einen Schnittpunkt, eine Gemeinsamkeit.

Dieser Schnittpunkt, diese Synthese sollte Ziel aller Bemühungen sein. Sonst gibt es nur Parallelen. Ob die von links nach rechts gezogen werden oder von oben nach unten laufen, ist gleichgültig. Wenn sie sich nicht schneiden, kommen sie nicht zusammen, und es wird immer das fehlen, was wir mit Einheit, Verständnis, Verbundenheit bezeichnen können. Wie sich die Welt entwickelt, wenn sich die Menschen nicht verstehen, wenn sie uneins sind, sehen wir alltäglich, wenn wir sie und unsere Mitmenschen anschauen.

Für uns alle doch sehr materiell gepolte Individuen im Westen ist der Ausgangspunkt fast immer die waagerechte Kette. So wird auch im Bereich der Medizin der Mensch eingeteilt in waagerechte Kompartimente. Wir finden für jedes Kompartiment Ärzte, Spezialisten, Leute, die von immer weniger immer mehr wissen.

Von oben nach unten sind Augen, Zähne, Hals/Nasen/Ohren, Herz, Lungen, innere Organe, Gynäkologie, Urologie mittlerweile Spezialdisziplinen der Schulmedizin. Wo aber bleibt bei dieser Kompartimentierung der Mensch? Er wird immer weniger betrachtet. Der Bezug zum Ganzen geht immer mehr verloren. Der Patient wird von Spezialist zu Spezialist geschoben: Es wird festgestellt, was er alles nicht hat und immer weniger, was ihm wirklich fehlt.

Betrachten wir beispielhaft das Arbeitsfeld der Zahnärzte. Natürlich müssen wir hier zunächst vor allem waagerecht arbeiten. Die Zähne sind ja von ihrer Positionierung waagerecht im Körper angeordnet. Das ist die Basis unserer Tätigkeit. Aber wir sollten uns bemühen, diese Ebene zu erweitern.

Durch die Fünf-Elementenlehre - schauen Sie bitte im Schema auf Seite 39 nach - finden wir auch die Zähne eingeordnet in senkrechte Ketten. Diese laufen immer von oben nach unten und erfassen somit viel mehr vom Menschen, mindestens ein Fünftel. Damit haben wir eine praktikable Einordnung eines Teils - des Zahnes - in das Ganze, den Menschen. Bringen wir nun beide Achsen zusammen, können wir mit Analogien arbeiten, was unser ganzes Denken und Therapieren deutlich bereichert.

Das senkrechte Denken kann ich hier allenfalls anreißen. Sich darin zu üben, ist eine lebenslange Arbeit, bei der es kein wirkliches Ende gibt. Trotzdem möchte ich ein paar kurze Anmerkungen machen.

Wenn wir eine senkrechte Kette anschauen, haben wir, um beim System der Fünf-Elemente zu bleiben, ein Fünftel des ganzen Menschen vor uns. Von jedem der einzelnen Repräsentanten der Kette ist es nun möglich, auf das Ganze zu schließen. Wenn wir also, etwa in der Kette Wasser - Niere/Blase - , einen Repräsentanten anschauen, können wir, da wir wissen, was sonst noch zu dieser Kette gehört, zielsicher dem Patienten bestimmte Fragen stellen und der Diagnose so viel schneller näher kommen.

Wenn zum Beispiel ein Patient ein Problem hat im Bereich Niere/Blase/Urogenitale, so lohnt es sich in der Senkrechten bei den Frontzähnen zu schauen. Sehr häufig finden wir gerade im Frontzahnbereich Störungen bei Patienten mit Problemen im Unterleib. Da die Schulmedizin beide Ebenen nur waagerecht behandelt, gibt es für sie zwischen diesen Bereichen keinen Zusammenhang.

So bleibt eine Urogenitalproblematik sehr oft therapieresistent, und da der Zusammenhang über das senkrechte Denken fehlt, wird sie eventuell von einem energetisch nicht mehr intakten Frontzahn weiter unterhalten. Oder umgekehrt, ein Frontzahn macht trotz maximaler schulmedizinischer Behandlung Beschwerden, weil das Problem im Urogenitalbereich weiterhin besteht.

Wenn wir einen solchen Patienten nun anamnestisch befragen, stellen wir häufig fest, dass er ein ängstlicher Typ ist, des öfteren kalte Extremitäten hat, sehr häufig mit einer Wärmflasche schlafen geht, um die Füße zu wärmen, dass er gerne salzig isst und viel warm trinkt. Er hat oft Schmerzen im unteren Rücken, seine Hände sind eher kalt. Vieles im Leben ist ihm schon an die Nieren gegangen. Er spricht eher leise und wenig, stellt sich nicht in den Vordergrund und wartet auch geduldig, bis der Therapeut Zeit für ihn hat. Ein solcher Patient ist der Repräsentant eines Nieren-Typs, ein klassischer Yin-Typ.

Diese Basisdiagnose bekommen wir durch die senkrechte Analogie recht schnell heraus, und sie erleichtert uns natürlich die Therapie. Selbstverständlich braucht der Patient auf Grund dieser Diagnose eine spezielle Behandlung, die möglichst viele der Symptome berücksichtigt.

Ein anderes Beispiel, ein anderer Patient:
Er redet viel, hat einen roten Kopf, ist emotional eher unausgeglichen, himmelhochjauchzend und zu Tode betrübt. Er steht unter Spannung und Druck, ist oftmals sauer, auch über scheinbare Kleinigkeiten. Immer wieder zeigt er nach außen, was es für ihn bedeutet, wenn eine Laus über seine Leber gelaufen ist. Häufig kommt ihm die Galle hoch, was er uns durch sein cholerisches Temperament deutlich zeigt. Er macht immer viel Wind und auch Lärm. Er knallt die Türen, des öfteren fallen ihm Dinge auf den Boden. Er trägt häufig eine Brille und hat Probleme mit seinem hohen Blutdruck. Er lebt eher in der Gegenwart, ist ungeduldig, reizbar und kann auf allen Ebenen schlecht warten. Er ist spontan, handelt häufig vor dem Denken und steht

auch dazu. Wie ein Kollege einmal sagte: „... von mir ist bekannt, dass ich zuerst handle und dann denke."

Er braucht das Außen als Bühne. Er zeigt, was er hat, was er kann und genießt dies in dem Bewusstsein, dass er der Größte, Schönste und Beste ist. In seinem Leben brennt die Kerze an beiden Enden. Zahnärztlich findet sich hier zugeordnet der Eckzahn, als der dynamisch aktivste, aggressivste Zahn.
Dies ist ein ganz anderer Typ, Repräsentant des Funktionskreises Leber, ein klassischer Yang-Typ. Auch zu diesem Bild kommt es viel schneller und klarer, wenn wir uns ein wenig in das senkrechte Denken einarbeiten. Dabei wird dann schnell deutlich, dass er eine ganz andere Therapie benötigt als der Nieren-Typ.

Lassen Sie mich eine kleine Erläuterung zum letzten Punkt machen. Wenn Sie das bisher Beschriebene aufmerksam verfolgt haben, könnte nun die Frage auftauchen: Warum jemand, der viele Hinweise auf das Yin Prinzip Leber gibt, als Yang Typ bezeichnet wird?
In der TCM-Literatur wird dazu erklärt: Von der Leber heißt es, dass `ihre Substanz Yin´, aber ihr `Wirkungsmechanismus Yang´ sei.
`Substanz Yin´ bezieht sich darauf, dass die Leber das Blut speichert und reguliert, und dass Niere und Leber der gleichen Quelle entspringen. Nieren Jing und Leber Blut benutzen einander und beeinflussen sich gegenseitig.
`Wirkungsmechanismus Yang´ bezieht sich darauf, dass es eine der Hauptfunktionen der Leber ist, die Zirkulation des Qi im gesamten Organismus zu fördern.

Therapie kann nun auf den verschiedensten Ebenen mit unterschiedlichen Möglichkeiten ansetzen. Dabei sollte uns klar sein, dass, wenn immer sich einer der Repräsentanten der senkrechten Kette ändert, dies Einfluß hat auf alle anderen Glieder der gleichen Kette.
Wenn also, um beim Beispiel des Nieren-Typs zu bleiben, sich das Zahnproblem bessert, wird das nicht nur positive Auswirkungen auf den Urogenitalbereich haben. Denn da sich, vorsichtig formuliert, über das Zahnproblem ein energetisches Ungleichgewicht im Funktionskreis Niere/Blase zeigt, bzw. im Element Wasser, kann es durch Harmonisierung eines Gliedes zur Harmonisierung der ganzen Kette kommen.
Bessern sich also über die Zahnbehandlung die Urogenitalprobleme, kann das mit dazu beitragen, dass der Patient sich auch psychisch wohler fühlt, angstfreier leben kann, dass sein Wärmehaushalt wieder in den Ausgleich kommt, er also weniger kalt fühlt usw.
Diese Gesetzmäßigkeiten gelten selbstverständlich für alle anderen Elemente bzw. Funktionskreise gleichermaßen.

Die ganzheitlich ordnende Qualität dieses therapeutischen Vorgehens wird noch durch einen weiteren Aspekt abgerundet.
(Betrachten Sie dazu bitte die Abbildung 8 auf der Seite 46)

Die Philosophie der fünf Elemente besagt, dass ein Element das ihm Nachfolgende erzeugt. Und dass ein Element das ihm übernächst Folgende kontrolliert. Daraus ergibt sich, wenn wir zum Beispiel im Element Wasser ein energetisches Ungleichgewicht haben, dieses natürlich im Sinne der Erzeugung ein Ungleichgewicht im Element Wind nach sich ziehen kann.
Die Ungleichgewichte pflanzen sich nun fort, von Wind zu Feuer, von Feuer zu Erde, von Erde zu Metall und von Metall wieder zu Wasser, wodurch das Ungleichgewicht dort weiter verstärkt wird und die ganze Disharmonie innerhalb der einzelnen Elemente und des ganzen Kreises weiter zunimmt.
Im Sinne der Kontrolle ist diese vom Wasser für das Element Feuer nur noch unvollkommen möglich. Dadurch kann das Feuer das Metall, das Metall den Wind, der Wind die Erde und die Erde wieder das Wasser nur unvollkommen kontrollieren, wodurch sich das Ungleichgewicht im Bereich des Wassers noch weiter verstärken kann. Auch hier kommt es zu einem Aufschaukeleffekt im Sinne einer Dysbalance im ganzen Zyklus.
Wenn wir bei unseren Patienten eine Befragung durchführen und ihre Symptome auflisten, so beschreiben sie sehr häufig ein Hauptproblem, welches sie am meisten stört. Darüberhinaus dann noch mehr oder weniger viele weitere Symptome, die in ihrer subjektiven Wertigkeit aber nachgeordnet sind. Dies erklärt genau das vorher Beschriebene. Wir haben ein Grundproblem, sagen wir im Bereich von Wasser, Niere/Blase. Dadurch wird die Energie blockiert und kann nicht mehr ideal weiterfließen. So kommt es auch nachfolgend zu energetischen Störungen etwa im Bereich Holz, Leber/Gallenblase oder Feuer, Herz/Dünndarm, was mit entsprechenden weiteren Symptomen beschrieben wird.
Wird nun umgekehrt das Grundproblem therapiert, so verbessern sich sehr häufig unter dieser Behandlung auch die anderen subjektiven Beschwerden.
Gelingt es also wieder ein Element energetisch zu harmonisieren, beispielsweise Wasser, so wird in das ganze System wieder ein Impuls gegeben, der ordnet und harmonisiert, was über Erzeugung und Kontrolle natürlich Einfluß auf den ganzen Kreislauf der Elemente hat.
Dahinter steckt das Wissen, dass alles miteinander verbunden ist, und dass jede Therapie, die wir ausführen, jede Behandlung, die wir in einer senkrechten Kette durchführen, direkt ein Fünftel des Menschen betrifft und indirekt auch alle anderen vier Fünftel mit beeinflusst. Das heißt, jede Behandlung betrifft immer den ganzen Menschen, da gibt es keine Ausnahme.

Das Pentagramm der Organe:

Äußerer Kreislauf, durchgezogene Linie:
Prinzip der Erzeugung, ein Element erzeugt das Nächste

Innerer Kreislauf, gestrichelte Linie:
Prinzip der Kontrolle, ein Element kontrolliert das Übernächste

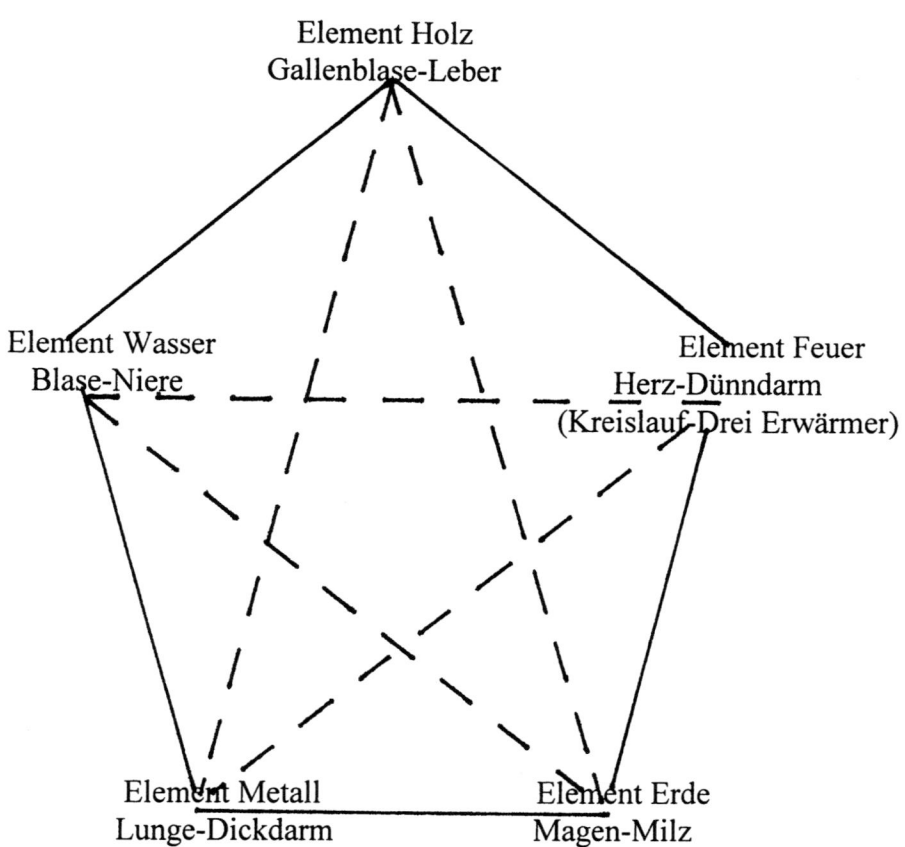

Element Holz
Gallenblase-Leber

Element Wasser
Blase-Niere

Element Feuer
Herz-Dünndarm
(Kreislauf-Drei Erwärmer)

Element Metall
Lunge-Dickdarm

Element Erde
Magen-Milz

Die Schulmedizin arbeitet in diesem Sinne unbewusst, wodurch sich die Dinge oftmals nicht zum Vorteil verändern. Die wirklich ganzheitliche Medizin arbeitet in diesem Sinne bewusst. Da sie um diese Zusammenhänge weiß, ist sie in der Regel bei ihren Therapien vorsichtiger und weitsichtiger als die reine Schulmedizin. So sollte also etwa ein ganzheitlich denkender, fühlender und arbeitender Zahnarzt in dem Wissen, dass an jedem Zahn ein Teil des ganzen Menschen hängt, diesen mit äußerster Vorsicht behandeln. Er sollte möglichst mit Methoden arbeiten, die den Zahn und damit das System, welches dieser repräsentiert, am wenigsten belasten, sei es im Sinne der Füllungstherapie, chirurgischer Interventionen oder des Zahnersatzes.

Doch kommen wir nun wieder zurück zu Begriffen wie Ordnung und Harmonie. Ziel einer Behandlung durch die chinesische Medizin und einer ihrer Disziplinen, der Akupunktur, ist es, möglichst ordnend und harmonisierend in den Fluß des großen Ganzen einzugreifen.
Durch eine gezielte, spezielle Anamnese des Patienten, etwa auf der Basis des Wissens um die Fünf-Elemente, finde ich heraus, wo ich therapeutisch ansetzen kann. Um nun bei der Akupunktur zu bleiben, kann ich etwa über bestimmte Punkte der Meridiane oder Leitbahnen, in welche ich Nadeln einbringe, Einfluß nehmen auf das energetische Niveau. Ich kann über bestimmte Punkte etwa Energie in das System bringen oder herausnehmen. Ich kann Energie von einer Leitbahn zu einer anderen überführen usw. Somit wird eine Leitbahn behandelt, aber gleichzeitig auch Einfluß genommen auf den Funktionskreis und die ganze senkrechte Kette, sowie alle anderen Elemente.
Auf diese Art und Weise wird der ganze Mensch erfaßt und kann so in einem umfassenden Rahmen behandelt werden. So kommt die Akupunktur dem Anspruch einer ganzheitlichen Therapiemethode schon sehr nahe.

Erweitert und ergänzt wird dieser therapeutische Ansatz durch das Einbinden sogenannter Somatotopien. Dies sind kartographische Darstellungen des Gesamtorganismus auf einen kleinen Teil der Körperoberfläche. Darauf basierend hat sich eine eigene Art der Therapie entwickelt, die reflektorische Akupunktur.
Auch hierdurch finden wir wieder auf beispielhafte Art und Weise ein universelles Grundgesetz ausgedrückt, welches wir als Prinzip der Entsprechung. schon oft besprochen haben

Lassen wir dies noch einmal kurz beschreiben, mit einem Zitat von Goethe:
Müsset im Natur betrachten immer eins wie alles achten.
Nichts ist drinnen, nichts ist draußen, denn was innen, das ist außen.
Drum ergreifet ohne Säumnis, heilig öffentlich Geheimnis.

Alles was wir also in der Schöpfung sehen, wie klein es auch sein mag, ist immer ein Abbild des Ganzen. Das heißt, das Große, das Ganze spiegelt sich im Kleinen oder in den Teilen. Das bedeutet, wir können das Ganze im Kleinen erkennen und um in der medizinischen Sprache zu bleiben, diagnostizieren. Und nun der wesentliche Schritt: Selbstverständlich ist das Ganze auch über das Kleine zu therapieren.

Einige von Ihnen haben vielleicht schon einmal von der Fußzonenreflexmassage gehört, wo sich dem erfahrenen Behandler am Fuß der ganze Mensch wie auf einer Landkarte aufgezeichnet darstellt. Der Mensch spiegelt sich im Kleinen noch einmal auf dem Fuß. Störungen des Ganzen lassen sich durch Untersuchung des kleinen Teilbereiches diagnostizieren und natürlich auch über diesen behandeln.

Eines der bekanntesten Akupunktursomatotope liegt im Ohr. Hier finden wir den Menschen dargestellt als einen umgekehrt zur menschlichen Haltung kauernden Embryo, dessen Kopf im Ohrläppchen projiziert ist. Mit dem System der Ohrakupunktur lässt sich also vom Ohr aus der ganze Mensch behandeln, etwa sein Knie, seine Schultern, Niere, Blase, Leber, Haut, seine Psyche oder die Zähne.

Weitere Somatotope finden wir am Handrücken, an der Nase, am Schädel, in der Vagina der Frau und in der Mundhöhle. Doch hier finden wir nicht ein sondern gar acht Somatotope auf einem ganz eng umschriebenen Bereich, wodurch die zentrale Bedeutung der Mundhöhle im Gesamtorganismus deutlich wird.

Die Tragweite der Entdeckung von Somatotopen liegt auf der Hand. Denn alles, was wir bereits über die Therapieprinzipien im Bereich der chinesischen Medizin besprochen haben, gilt natürlich auch hier. Wir haben über solch kleine Therapieareale Zugang zu den einzelnen Funktionskreisen, sprich den fünf Elementen, wodurch wir therapeutisch Einfluß nehmen können auf die besprochenen senkrechten Ketten und somit das Ganze. Entweder durch Massage (Fuß), durch Setzen von Nadeln (Ohr) oder durch kleine Infiltrationen (Mundhöhle).

Beenden möchte ich diese Betrachtungen mit der für meine Akupunkturtechnik wichtigsten Facette des Prinzipes der Entsprechung. Wenn sich das Große im Kleinen spiegelt - Mikrokosmos gleich Makrokosmos - , muss ich Mikro und Makro hinsichtlich Bezugsgrößen definieren. Etwa: Der Mensch ist Makrokosmos und das Ohr Mikrokosmos. So finden wir also, wie bereits besprochen, im Ohr den ganzen Menschen repräsentiert und können ihn auch darüber effektiv behandeln.

Erweitern wir diese Gesetzmäßigkeit nun, so können wir das Ohr als Makro sehen und vielleicht einige Areale des Ohres bis hin zu kleinen Punkten als Mikro. Das bedeutet, dass sich das Ganze, der ganze Mensch in noch kleineren Arealen des Ohres zeigt. Übrigens nicht nur dort, sondern auch in immer kleineren Bereichen auf dem ganzen Körper des Menschen.

Doch bleiben wir beim Ohr und werfen einen Blick auf die therapeutische Nutzbarkeit dieser Erkenntnis. In der Ohrakupunktur gibt es bestimmte Areale des Ohres, in welche wir Nadeln setzen, um so den ganzen Menschen zu therapieren. Es werden oftmals viele Nadeln gesetzt und vor allem für unterschiedlichste Krankheitsbilder an verschiedenen Stellen des Ohres.

Das wirkliche Verständnis der Gesetzmäßigkeit der Entsprechung bedeutet aber, dass sich das Ganze in immer kleineren Teilen spiegelt und von diesen dann auch zu behandeln ist. So sollte die Anwendung dieser Gesetzmäßigkeit dazu führen, immer weniger Ohrareale therapeutisch zu benutzen, damit immer weniger Nadeln zu gebrauchen und bei fast allen Krankheitsbildern immer nur noch die gleichen Punkte zu wählen. Seit Jahren darf ich auf diese Art und Weise meinen Patienten helfen, mit einer Effektivität, die ich in all der therapeutischen Zeit, geprägt durch Referenten, die mich Ohrakupunktur auf herkömmliche Art und Weise gelehrt haben, nicht erreicht habe.

Heute benutze ich nur noch vier Punkte bei allen Kranheitsbildern. Irgendwann kommen wir so zu dem omnipotenten Punkt, mit dem wir alle dann bei minimalem Aufwand maximal behandeln können.

Lassen Sie mich abschließend noch einige Ergänzungen einbringen und diese wieder am Begriff universeller Gesetzmäßigkeiten aufhängen. Noch einmal: Universell bedeutet überall und auf allen Ebenen gültig. Wenn man als Therapeut in seinem kleinen Bereich arbeitet und bei der Behandlung seiner Patienten diese Prinzipien studiert, sagen wir durch die Disziplin der Ohrakupunktur, so kommt es zu einem immer tieferen Erleben, je intensiver und häufiger wir damit arbeiten.

Um aber immer mehr den Begriff universell mit diesen Prizipien zu verbinden, gibt mir die unsichtbare Welt oftmals die Möglichkeit tiefgreifender Erfahrungen.

Zum Ende des letzten Jahrtausends reisten meine Frau und ich im Frühjahr mehrere Jahre lang für eine Woche nach Südengland. Im Cornischen Tintagel, dem Endpunkt unserer Reise, gab es ein kleines Restaurant, welches wir bei jedem Aufenthalt besuchten. Eines abends hörten wir, wie der Besitzer am Nachbartisch von den Schulterbeschwerden seiner Frau berichtete. Er erzählte etwas von ihrem 10-jährigen Leidensweg, dass ihr bisher nichts hat helfen können, und sie nun im Nachbarort einen Therapeuten besuchen möchte, der sich mit Reflextherapie auskennt. Als er an unserem Tisch die Bestellung aufnimmt, sagt ihm meine Frau, dass ich mich ein wenig mit Akupunktur auskenne, und wir, wenn seine Frau es möchte, eine Behandlung versuchen können.

Am anderen Tag trafen wir uns zu einer Sitzung, und meine Frau beruhigte die etwas aufgeregte Patientin mit den Worten: „Haben Sie keine Angst, er behandelt besser als er Englisch spricht". Die Dame konnte ihren rechten Arm nur knapp bis Schulterhöhe anheben, ihn kaum nach vorn und hinten bewegen. Dies seit ungefähr 10 Jahren. Sie hatte subjektiv therapeutisch alles versucht und die Hoffnung, die Schulter jemals wieder frei bewegen zu können, fast schon aufgegeben.

Ich habe ihr Ohr untersucht, einige wenige Nadeln gesetzt, und nach 10 Minuten konnte sie ihre Schulter wieder frei bewegen. Sie war kaum in der Lage zu sprechen, weil sie von Tränen der Freude überwältigt, um Fassung rang.
Wir trafen uns am anderen Abend wieder beim Essen. Sie kam und wünschte erneut eine Behandlung. Ihre Schulter war immer noch frei beweglich. „Wir brauchen nicht zu behandeln, denn im Augenblick können wir an diesem Zustand nichts verbessern", sagte ich. Am anderen Abend, es war der letzte Abend vor unserer Abreise, konnte sie die Schulter immer noch frei bewegen und berichtete mit leuchtenden Augen, dass sie tagsüber das erste mal seit Jahren wieder zum Schwimmen gegangen war.
Am anderen Tag, kurz vor unserer Abreise, hatte sich an der Situation nichts verändert. Auch ein Jahr später, bei unserer Rückkehr, war die Schulter immer noch frei beweglich. Ebenso ein weiteres Jahr später.....
Kurz darauf verbrachte ich einige Tage in Griechenland. Noch schwieriger ist für mich hier die verbale Verständigung, denn nur über ein wenig Englisch können wir uns austauschen. Die Gruppe Menschen, die ich dort besuchte, durfte ich auch durch eine glückliche Konstellation über das Ohr untersuchen und behandeln. Ich kommunizierte mit ihnen über das Ohr und habe zwei Tage lang jeweils acht Stunden behandelt.

Ich möchte nicht im einzelnen ausführen, wie wunderbar auch diese Art der Behandlung den Patienten geholfen hat, sondern nur das Folgende resümieren:
Für mich waren das ganz tiefgehende Erlebnisse. Zum ersten Mal in England, dann aber auch später in Griechenland, habe ich ganz bewusst erfahren: Obwohl ich Menschen erstmalig in meinem Leben gesehen und berührt habe, ihre Sprache nur sehr unvollkommen bis gar nicht spreche, erlebe ich mit ihnen eine wunderbare Verbindung. Die Gesetzmäßigkeiten, die ich bislang bei meinen Patienten in Deutschland habe erfahren dürfen, gibt es auch bei diesen Patienten in anderen mir fremden Ländern. Wahrscheinlich auch bei allen Menschen in diesen Ländern. Wahrscheinlich bei allen Menschen in allen Ländern der Erde, wohl bei allen Menschen der Erde.
Dieses universelle Prinzip verbindet uns alle, unabhängig von Sprache, Hautfarbe, Aussehen, Kultur. Es verbindet uns über alle Grenzen. Wir alle haben unseren Ursprung in den gleichen göttlichen Werkstätten, sind auf die gleichen Gesetzmäßigkeiten aufgebaut. Wir alle sind Kinder Gottes. Wir alle sind Brüder und Schwestern, gehören alle, ohne Ausnahme zur göttlichen Familie, haben somit ein göttliches Geburtsrecht und eine göttliche Erbschaft anzutreten.

Wir alle sind `Gott in Ausbildung´

50

Diese universelle Verbundenheit habe ich so intensiv erlebt, erfahren und erspürt, dass dieser Samen sich seitdem ganz tief in mein inneres Wesen gelegt hat. Dieses Erlebnis, mit dem Ausdruck `Eins mit allen und allem´ vielleicht am ehesten beschrieben, geht einher mit der Entwicklung eines Prinzipes, das nahezu in allen Traditionen mit dem Begriff universelle Liebe beschrieben ist.

Diese Erfahrung ist so bereichernd, dass sie für mich mit keinerlei materiellen Dingen aufzuwiegen ist. Immer definiert sich alles über das Nehmen. Wie kann ich z.B. Akupunkturbehandlungen abrechnen? In Kursen und Akupunkturfortbildungen geht es für die Referenten häufig darum, dieses Bedürfnis der Teilnehmer zu stillen.

Selbstverständlich nehme auch ich in meiner Praxis für derlei Behandlungen einen Obolus. Aber dies steht nicht im Vordergrund, denn ich habe erfahren, dass es Bezahlung auch durch ganz andere Dinge geben kann. Natürlich habe ich die erwähnten Behandlungen ohne materielle Gegenleistung erbracht. Aber ich wurde trotzdem bezahlt, durch die unsichtbare Welt, in Form von Freude, tiefer Zufriedenheit, beglückender Erfahrung und ein sich immer weiter steigerndes Gefühl universeller Verbundenheit.

Es gibt kaum eine größere Bezahlung für uns Therapeuten, als eine harmonische, friedvolle, liebevolle Atmosphäre, die sich zwischen uns und unseren Patienten aufbaut. Sie fußt in der Erfahrung, um es noch einmal zu sagen, dass wir alle Kinder Gottes sind, dass wir alle einen gemeinsamen Vater haben, dass wir alle Brüder und Schwestern sind.

Der Apostel Paulus schreibt in einem seiner Briefe:
In Ihm leben wir,
bewegen wir uns
und sind wir.
Ja wir sind von seinem Geschlechte.

3. Spezielle Grundlagen:
Ohranatomie,
Repräsentationszonen des Körpers im Ohr

Was ist das Schwerste von allem?
Was dir das leichteste dünkt:
Mit den Augen zu sehen,
was vor den Augen liegt.
Goethe

Dieses Buch orientiert sich vor allem an der Praxis. Deshalb habe ich, so weit es meiner Erfahrung entspricht, auf theoretische Dinge verzichtet. Ich benutze sie nur dort, wo sie mir für die praktische Anwendung des Systems sinnvoll erscheinen. Das Minimum dafür sind die im vorhergehenden Kapitel beschriebenen Grundlagen mit dem finalen, ganzheitlichen Denkansatz, sowie nachfolgend die Ohranatomie und die Repräsentationszonen des menschlichen Körpers im Ohr. Auch hier die Beschränkung auf das Nötigste. Das heißt, eine Kurzbeschreibung beider Themen und das individuelle Nacharbeiten anhand der Grafiken auf den folgenden Seiten.

Die Ohranatomie

Schauen wir auf das Ohr, so beginnen wir unsere kleine `Reise´ an der Mitte des ventralen Anteiles. Von dort weiter nach caudal findet sich der Tragus und oberhalb des Tragus, quasi als Abgrenzung zur aufsteigenden Helix, die Incisura supratragica. Am caudalen Ende des Tragus haben wir die Incisura intertragica, die den Tragus von der nun nach craniodorsal aufsteigenden Struktur abgrenzt, dem Antitragus. Am Ende des Antitragus finden wir wieder einen Einschnitt, die Postantitragale Furche. Sie stellt zugleich den Anfang der weiter nach cranial aufsteigenden und sich im oberen Anteil nach ventral windenden Struktur dar, der Anthelix. Im cranialen Anteil gabelt sich die Anthelix in einen inferioren Anteil (Crus helicis inferior) und einen superioren Anteil (Crus helicis superior). Beide Schenkel umfassen zusammen eine dreieckige Struktur, die Fossa triangularis. Die Basis der Fossa liegt unter der aufsteigenden Helixkrempe.

Im Zentrum des inneren Anteils des Ohres findet sich als `bergige´ Struktur die Helix. Zunächst mit dem Helixfuß, dann dem Nullpunkt, mit dem Übergang zur aufsteigenden Helix. Diese umgrenzt im weiteren Verlauf das ganze Ohr, geht in die Helixkrempe über und läuft in das Ohrläppchen oder den Lobulus aus.

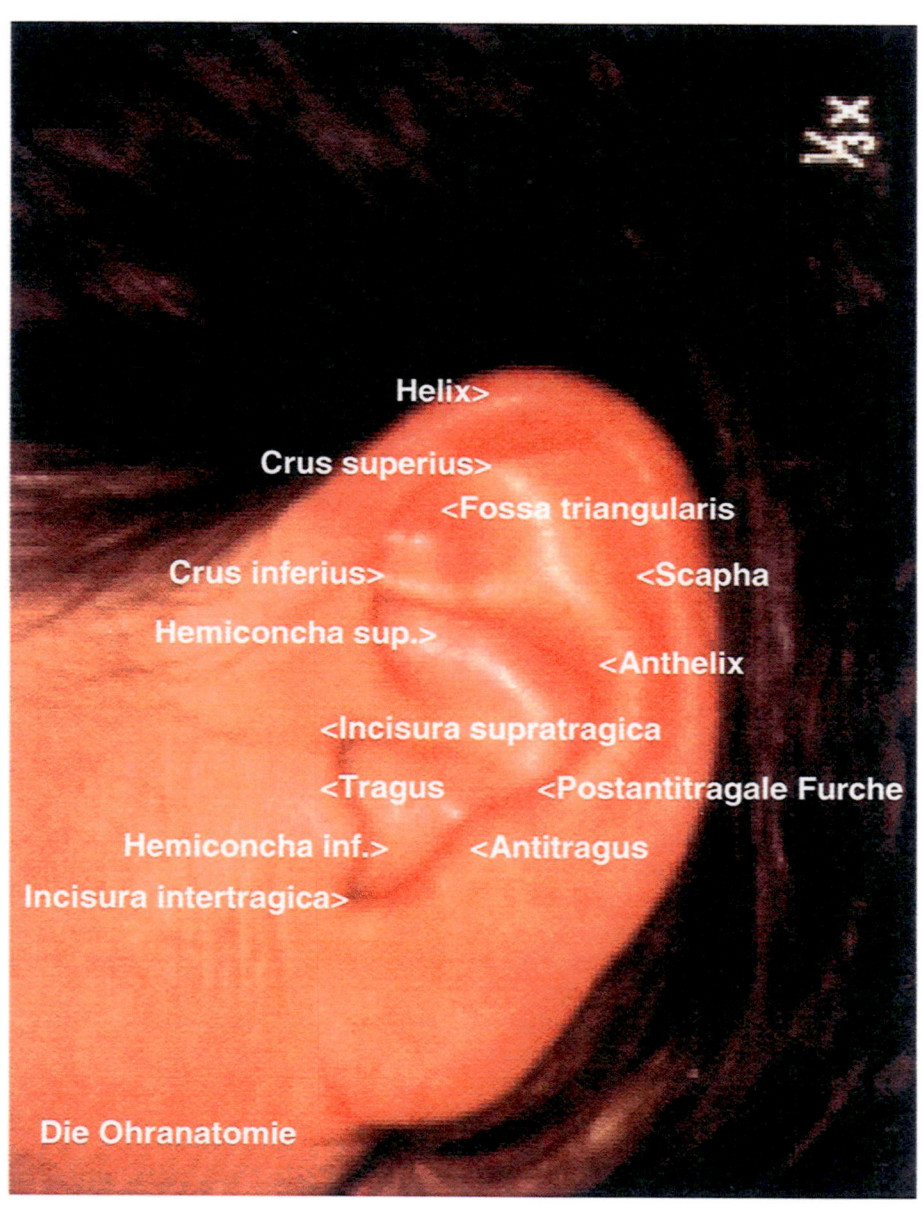

Helix>

Crus superius>

<Fossa triangularis

Crus inferius>   **<Scapha**

Hemiconcha sup.>

<Anthelix

<Incisura supratragica

<Tragus   **<Postantitragale Furche**

Hemiconcha inf.>   **<Antitragus**

Incisura intertragica>

Die Ohranatomie

Zwischen der Anthelix (im cranialen Anteil mit seinem Crus superius) und der Helixkrempe ergibt sich eine mehr oder weniger breite Furche, bezeichnet als Scapha bzw. vegetative Rinne.

Eingerahmt von Tragus, Antitragus, Anthelix und Helix findet sich mittig im Ohr die Concha, die durch die aufsteigende Helix unterteilt wird in die cranial gelegene Hemiconcha superius und die caudal gelegene Hemiconcha inferius.

Repräsentationszonen des menschlichen Körpers im Ohr

Das knöcherne Skelett

Wir beginnen mit der Anthelix und der Repräsentation der Wirbelsäule auf dieser Struktur. Im Ohr finden wir den Menschen als einen auf dem Kopf stehenden Embryo dargestellt, und so beginnt am Übergang der postantrigalen Furche zur Anthelix die Wirbelsäulenrepräsentation mit dem Punkt C0/C1.

Cranial weiter gehend zeigen sich dann die folgenden Wirbelsäulenabschnitte, etwa der Übergang C7/TH1 dort, wo vom Nullpunkt ausgehend eine Parallele durch den Helixfuß gezogen die Anthelix schneidet. Der Übergang TH12/L1 findet sich etwa dort, wo vom Nullpunkt ausgehend eine Linie gezogen durch die Spitze der Fossa triangularis die Anthelix schneidet. Und der Übergang L5/S1 zeigt sich ungefähr dort, wo die Anthelix mit ihrem inferioren Anteil unter der Krempe der aufsteigenden Helix verschwindet.

Diese Anhaltspunkte dienen nur einer Groborientierung und erheben keinen Anspruch auf absolute Exaktheit.

Dort wo die Scapha nach caudal ausläuft, mit der Begrenzung durch die postantitragale Furche, finden wir nun, die Scapha weiter nach cranial betrachtend, etwa im Bereich von C7/TH1 - als Orientierung dienen die Wirbelsäulenpunkte der Anthelix, in die Scapha übertragen - Schulter und Schultergelenk und dann weiter aufsteigend, Oberarm, Ellenbogengelenk (etwa TH8-10), Unterarm, Handgelenk und die Hand mit den einzelnen Fingern. Diese zeigen sich dort, wo die Scapha ihre cranioventrale Grenze an der Helixkrempe findet.

Von der Spitze der Fossa triangularis aus, dem Crus superius folgend, finden sich zunächst Hüfte, dann weiter Oberschenkel, Knie, Unterschenkel, Fuß und dort, wo diese Struktur von der aufsteigenden Helix unter der Krempe ventral begrenzt wird, die Zehen.

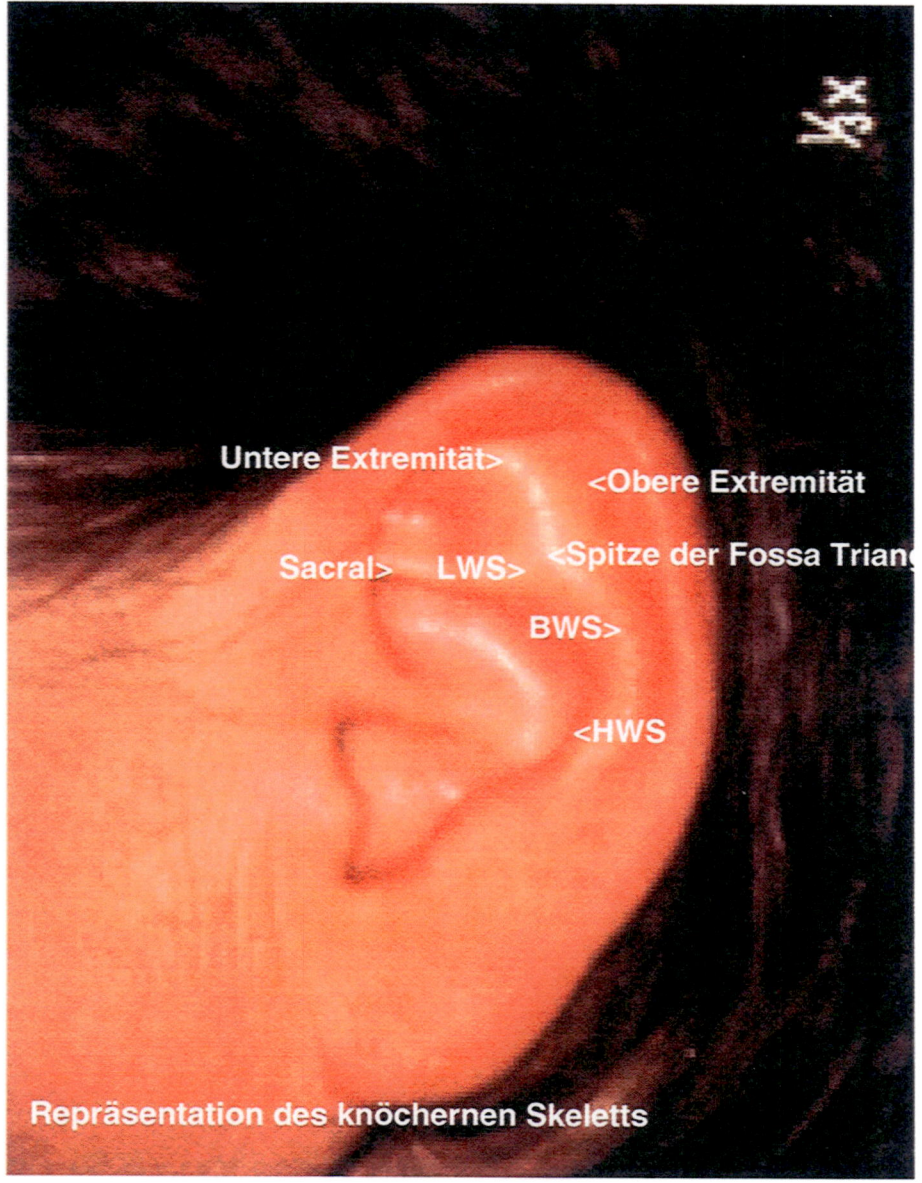

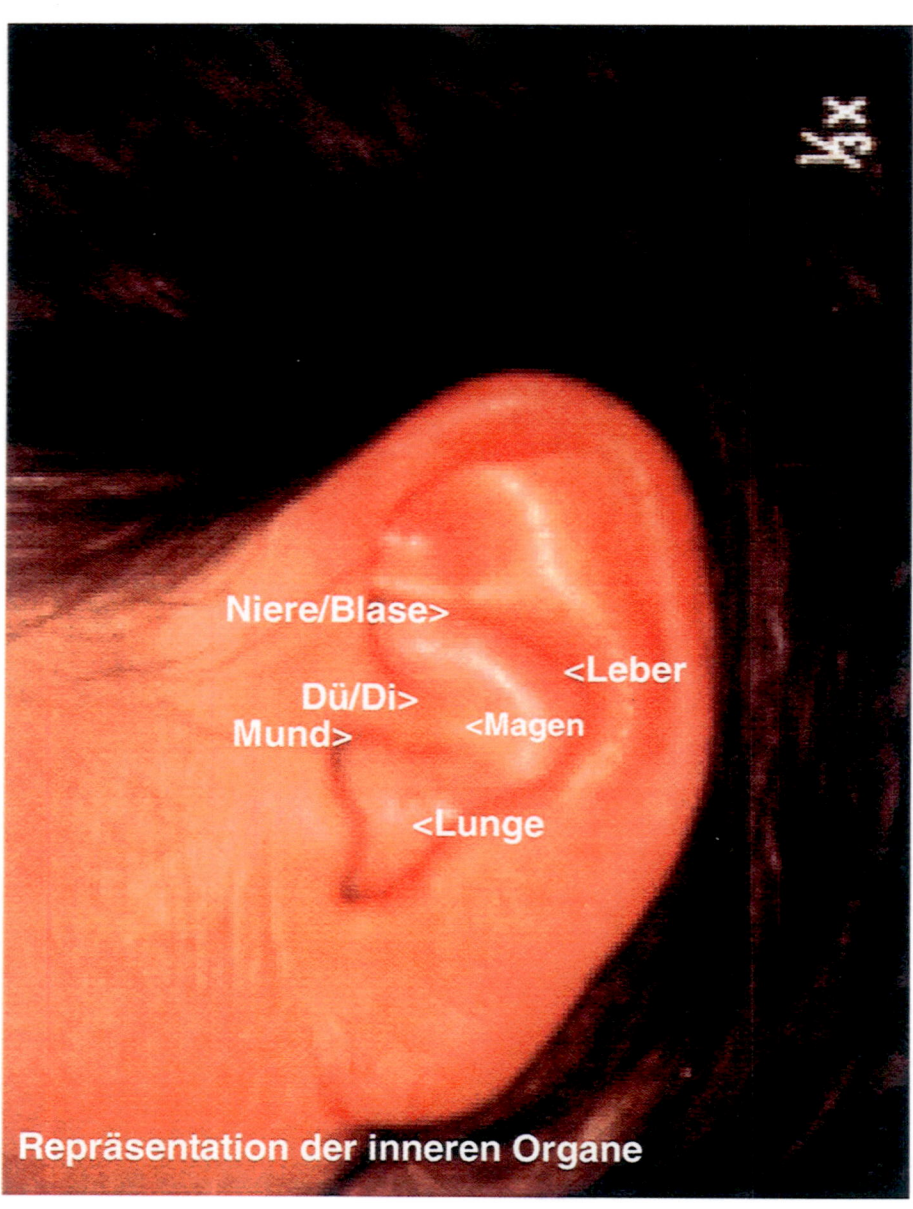

Repräsentation der inneren Organe

Die inneren Organe

Wir beginnen die Kurzbeschreibung ausgehend vom ventral/cranialen Anteil der Hemiconcha inferius. Wo der caudale Anteil der Helixwurzel in die Hemiconcha inferius übergeht, etwa am Beginn der Incisura supratragica, liegt der Punkt Mund.

Weiter am caudalen Abhang der Helixwurzel nach dorsal fortfahrend, zeigt sich der Ösophagus, dann um den Helixfuß herum in die Hemiconcha superius projiziert sich das Magenareal.

An der cranialen Begrenzung des Helixfußes, wo dieser in die Hemiconcha superius übergeht, finden sich, an das Magenareal anschließend, Dünndarm, Dickdarm, Enddarm bis zum After, der unter der Helixcrempe verborgen liegt, am ventrocranialen Anteil der Hemiconcha superius. Wo der in die Concha superius absteigende caudal/ventrale Anteil der Anthelix diese schneidet, finden sich an der Grenze beider Strukturen, von oben nach unten, bzw. von hinten nach vorn absteigend, Blase, Niere, Gallenblase, Bauchspeicheldrüse und Leber - Groborientierung, segmental über die Wirbelsäulenabschnitte der Anthelix.

In der Hemiconcha inferius zeigt sich mittig zentral das Herz und, quasi in Ringform, darum das Areal der Lunge.

4. Das praktische Vorgehen:
Punktsuche,
Vorbereitung und mögliche Reaktionen des Patienten,
Nadelwahl, Indikationen

Die Phänomene sind nichts wert,
als wenn sie uns
eine tiefere Einsicht
in die Natur gewähren
oder wie sie uns zum Nutzen anzuwenden sind.
Goethe

Punktsuche am Ohr

Körperakupunkturpunkte sind wegen der dauernd fließenden Energie sowohl beim Gesunden als auch beim Kranken immer lokalisierbar.

An der Ohrmuschel ist dies anders. Am morphologisch intakten Ohr eines Gesunden sollten sich normalerweise keine Punkte zeigen. Doch wer ist schon gesund? Fast alle Patienten sind vor diesem Hintergrund lediglich falsch untersucht. So gibt die Auffindung eines Ohrpunktes einen diagnostischen Hinweis auf eine Störung des Körperbereiches, der zu der kartographisch festgelegten Ohrreflexlokalisation in Beziehung steht. Dies ist die Grundlage der Hinweisdiagnostik am Ohr. Basis dafür ist die Morphologie des Ohres. Das heißt, die Orientierung `Was liegt wo?´

Ist die therapeutisch bedeutende Region gefunden, erfolgt die genaue Detektion des Punktes durch Beurteilung spontaner Drucksensibilität. Mittels kleinem Kugelstopfer wird der behandlungsrelevante Punkt verifiziert und, ist er gefunden, die Nadel positioniert. Ich bringe sie soweit in das Ohr, dass sie sicher hält, ohne das Ohr zu durchstechen. Dabei benutze ich sterile Einmalstahlnadeln.

Ich suche die behandlungsrelevanten Punkte ausschließlich mit einem kleinen Kugelstopfer, wie er in der Zahnheilkunde benutzt wird, um Unterfüllungsmaterialien zu applizieren., **siehe Abbildung 12 auf Seite 60**. Ich arbeite auch hier so einfach als möglich und benutze zur Punktlokalisation keinerlei weitere technische Hilfsmittel. Ich stabilisiere den rückwärtigen Teil des zu untersuchenden Ohres mit einem Finger der nicht den Kugelstopfer führenden Hand – meistens ist es der Daumen. So erreiche ich, dass für den Kugelstopfer bei der Untersuchung ein nötiges Gegenlager geschaffen wird.

Mit einer leicht streichenden Bewegung fahre ich über das zu untersuchende Areal, wobei ein gewisser Druck vonnöten ist, damit sich die Punkte darstellen. Diese Arbeit geschieht gemeinsam mit dem Patienten, der recht sicher sagt, welchen Punkt er behandelt haben möchte.

Die Reaktion des Patienten auf die Punktsuche geht über ein Verziehen des Auges oder Gesichtes, bis hin zu einer verbalen Äußerung, 'hier, da, ja'. Übrigens scheint die positive Wirkung der Methode darin einen Grund zu haben, denn kein Patient beantwortet die Punktsuche negativ, mit 'nein oder nicht', sondern immer positiv. Es ist so, als wolle er uns auffordern, gerade dort, wo er ja sagt, die Nadel zu positionieren. Wir kommen seinem Wunsch lediglich nach. Der Patient selbst weiß am besten, wo ihm die Nadel gut tut, und deshalb erfährt er vor diesem Hintergrund fast immer Hilfe. Er holt sich von uns Hilfe zur Selbsthilfe.

Das Prinzip der Punktsuche ist sehr einfach, birgt allerdings die kleine Schwierigkeit in sich, ein Gefühl für den Druck mit dem Kugelstopfer zu entwickeln, welcher dann noch häufig von Patient zu Patient individuell unterschiedlich ist.

Noch einmal: Es ist wichtig, die Punkte genau zu lokalisieren und zu therapieren. Nur dann haben sie die entsprechende Wirkung. Daher nehmen Sie sich für die Palpation Zeit und vermeiden Oberflächlichkeit. So gewährleisten Sie, dass Ihnen keine wesentlichen Informationen entgehen.

In meinen Kursen sehe ich darin oft das Hauptproblem. Hahnemann soll seinen homöopathischen Schülern einmal gesagt haben: „Macht's nach, aber macht's genau nach."

Mögliche Reaktionen des Patienten auf die Ohrakupunktur

Die sofortige, positive Reaktion ist meiner Erfahrung nach die häufigste, ähnlich dem Sekundenphänomen in der Neuraltherapie. Weniger oft tritt die Reaktion nach einigen Stunden ein. Sie kann anhaltend sein oder sich wieder ganz oder teilweise auflösen, wobei eine nicht anhaltende Reaktion häufig einen Verdacht auf blockierende Störfelder gibt. Ganz selten habe ich eine Erstverschlimmerung beobachtet. Selbst diese gibt uns aber die Information, dass der Patient auf die Therapie anspricht. Doch bereits ab der zweiten Sitzung sollte ein deutlicher Umschwung zur Besserung eingetreten sein. Wenn nicht, eventuell Änderung des Punktkonzeptes. Das heisst, nochmalige, geduldige, intensive Suche nach dem druckempfindlichsten Anthelixpunkt und ein weiterer Versuch. Ansonsten behandeln wir den Patienten anderweitig oder ziehen einen Co-Therapeuten hinzu.

Beim Entfernen der Nadel kann es zum Austritt eines oder mehrerer Tropfen Blut aus dem Akupunkturpunkt kommen. Dies deute ich als allgemeine Entlastung des über den Punkt behandelten Bereiches und schafft dem Patienten meiner Erfahrung nach immer Erleichterung.

59

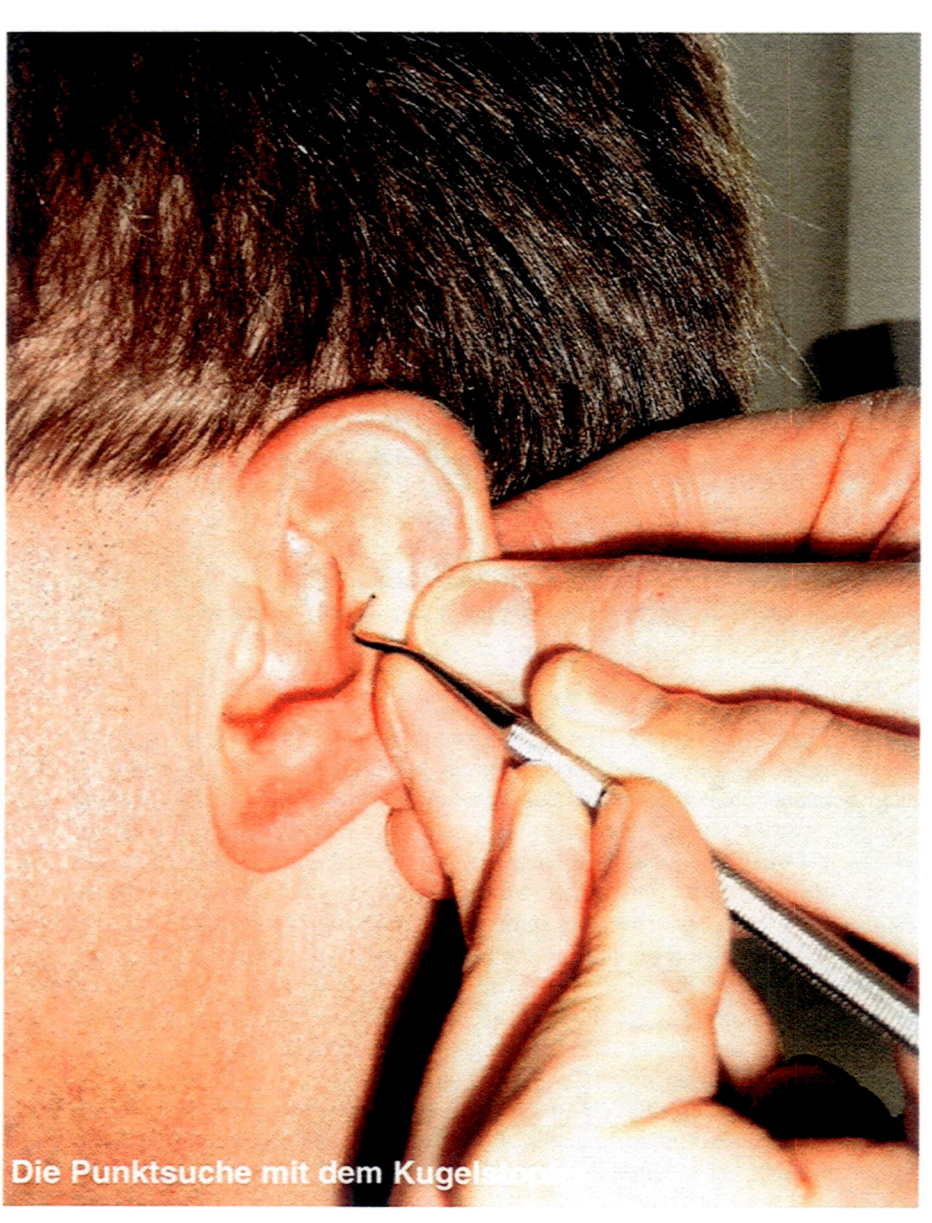

Die Punktsuche mit dem Kugelstopfer

Vorbereitung der Ohrakupunktur:

Eine kürzere oder längere Anamnese des Patienten ist bei mir vor jeder Behandlung mit der Ohrakupunktur obligat. Ich verwende ausschließlich sterile Einmalstahlnadeln, keine Dauernadeln oder Metallkügelchen. Der Grund liegt in der Traumatisierungsgefahr der einzelnen Punkte, und, weil ich für mich als ein wesentliches Behandlungskriterium ansehe, den Patienten durch die einzelnen Behandlungen zu begleiten. Das bedeutet: Setzen und Entfernen der Nadeln, sowie persönliche Ansprechbarkeit durch den Patienten während der Therapie.

Ich bereite den Patienten zur Behandlung ansonsten nicht weiter vor. Ich bitte ihn lediglich, seinen Ohrschmuck abzulegen und lasse Probleme wie Lateralität, Erdung, Silber-, Goldnadeltechnik oder Stimulationen unberücksichtigt. Nach der speziellen Diagnostik des Patientenohres behandle ich generell beide Ohren und an beiden Ohren in der Regel auch die gleichen Punkte. Dabei leitet mich das Vier (2x2)-Punkte System.

Ich benutze sterile, beschichtete Einmalstahlnadeln in der Größe 0,20x15mm. Sie haben sich mir in der Praxis am besten bewährt. Die beschichtete Nadel hat den Vorteil, dass sie sich leicht in situ bringen läßt, quasi in die Ohrmuschel gleitet und dies mit einem Minimum an Schmerzempfinden für den Patienten. Darüber hinaus garantiert sie einen für die Dauer der Behandlung sicheren Halt der Nadel.

Es gibt für mich beim Setzen der ersten Nadel keine Priorität. Ich behandle zuerst das Ohr, welches mir am nächsten ist. Auch hinsichtlich der Positionierung der Nadel steht für mich lediglich die Logistik im Vordergrund. Ich setze zuerst die Nadel, die mich beim Setzen der weiteren am wenigsten stört. Ich positioniere die Nadel so, dass sie sicher hält.

Das geht um so leichter in den Bereichen des Ohres, wo relativ viel `Masse´ vorhanden ist, bei unserem therapeutischen Konzept also im Bereich der Anthelix. In der Scapha, wo die Ohrmuschel teilweise sehr dünn ist, kann das Einbringen der Nadeln manchmal etwas schwierig sein. Ich steche die Nadeln trotzdem nie durch das Ohr. In der Scapha stabilisiere ich mit einem Finger den rückwärtigen Teil, um ein Gefühl für die Eindringtiefe zu gewinnen.

Bei der Stichrichtung gibt es für mich ebenfalls keine Regel. Oberstes Gebot ist der sichere Halt der Nadel. Dort wo wenig Volumen für das Stechen zur Verfügung steht, kann die Stichrichtung auch mal von oben nach unten sein, in spitzem Winkel zum Punkt, um der Schwerkraft entgegenzuwirken. Ansonsten steche ich oftmals senkrecht zum Punkt.

Bitte beachten Sie noch, dass, je nach Ihrer eigenen Händigkeit, die Logistik des Stechens an den beiden Seiten unterschiedlich sein kann. Überlegen Sie bei jedem Ohr kurz, welche Nadel sie zuerst setzen, damit diese nicht beim Setzen der folgenden durch Berührung von Ihren Händen wieder herausfällt, oder diese sie beim Setzen weiterer Nadeln behindert.

Indikation der Ohrakupunktur:

Auf Grund meines Ansatzes ist es möglich, bei jeder Erkrankung mit der Ohraku-punktur kausal oder begleitend zu behandeln. Dazu passen in der Regel keine Kon-traindikationen. Ebenso lässt der Ansatz kaum Platz für unerwünschte Nebenwirkungen. Mein Behandlungsziel ist, vor dem Hintergrund einer Disharmo-nie im Bereich der Fünf-Elemente - hier lässt sich jede Krankheit einordnen -, durch die Therapie eine Basis zur Harmonisierung des Energieflusses zu schaffen. Ich sehe meine Aufgabe darin, das Befinden des Patienten zu verbessern, ihn mit einem idea-lisierten Anspruch friedvoll zu harmonisieren.

(Studieren Sie dazu noch einmal die Abbildungen auf den Seiten 39 und 46 sowie die Erläuterungen dazu von Seite 37-46)

5. Das Vier-Punkte System in Theorie und Praxis

Es genügt nicht, etwas zu wissen,
man muß es auch anwenden.
Es genügt nicht, etwas zu wollen,
man muss es auch tun.
Goethe

Das Vier-Punkte System dient als Leitschiene zur unterstützenden Behandlung vieler Krankheitsbilder. Es werden je Ohr vier identische Punkte behandelt. Davon sind zwei Punkte für jeden Patienten und jedes Krankheitsbild immer gleich und zwei Punkte variabel.

Die beiden Punkte, die ich immer akupunktiere, sind die folgenden:

1. Einen Punkt auf der postantitragalen Furche im Bereich von Polster und Jerome (nach der französischen Nomenklatur 29 und 29b). Ich suche auch hier, die postantitragale Furche zwischen Polster und Jerome inspizierend, den druckempfindlichsten Punkt. Dabei dienen mir beide Punkte zur Orientierung.
Die postantitragale Furche findet sich, wenn wir vom Nullpunkt durch die Einkerbung zwischen Antitragus und Anthelix eine Linie zum Ohrrand ziehen. Etwa in der Mitte der Strecke, die die Furche auf dem distalen Abhang der Anthelix zurücklegt, liegt der Punkt Polster. Ihm wird eine breite analgetische Wirkung zugeschrieben. Dort, wo die Furche die vegetative Rinne schneidet, findet sich der Punkt Jerome. Er gilt als vegetativ harmonisierend.

2. Der Punkt Shen Men, Tor der Götter (nach chinesischer Nomenklatur 55), liegt in der Fossa Triangularis, im Winkel zwischen Crus superius und Crus inferius, etwas zum Crus superius hin. Als Wirkung wird ihm psychischer Ausgleich zugeschrieben. Er gilt als übergeordneter Punkt bei Schmerzzuständen und wirkt entzündungshemmend.

Die variablen Punkte sind Nummer 3 und 4.

3. Diesen Punkt finde ich auf der Anthelix.
Hier projiziert sich die Wirbelsäule und für mich, über die Zuordnung der einzelnen Wirbelsäulensegmente zu den fünf Funktionskreisen, der ganze Mensch. So betrachte ich die Anthelix als Hologramm oder Somatotop, im Hologramm oder Somatotop des Ohres.

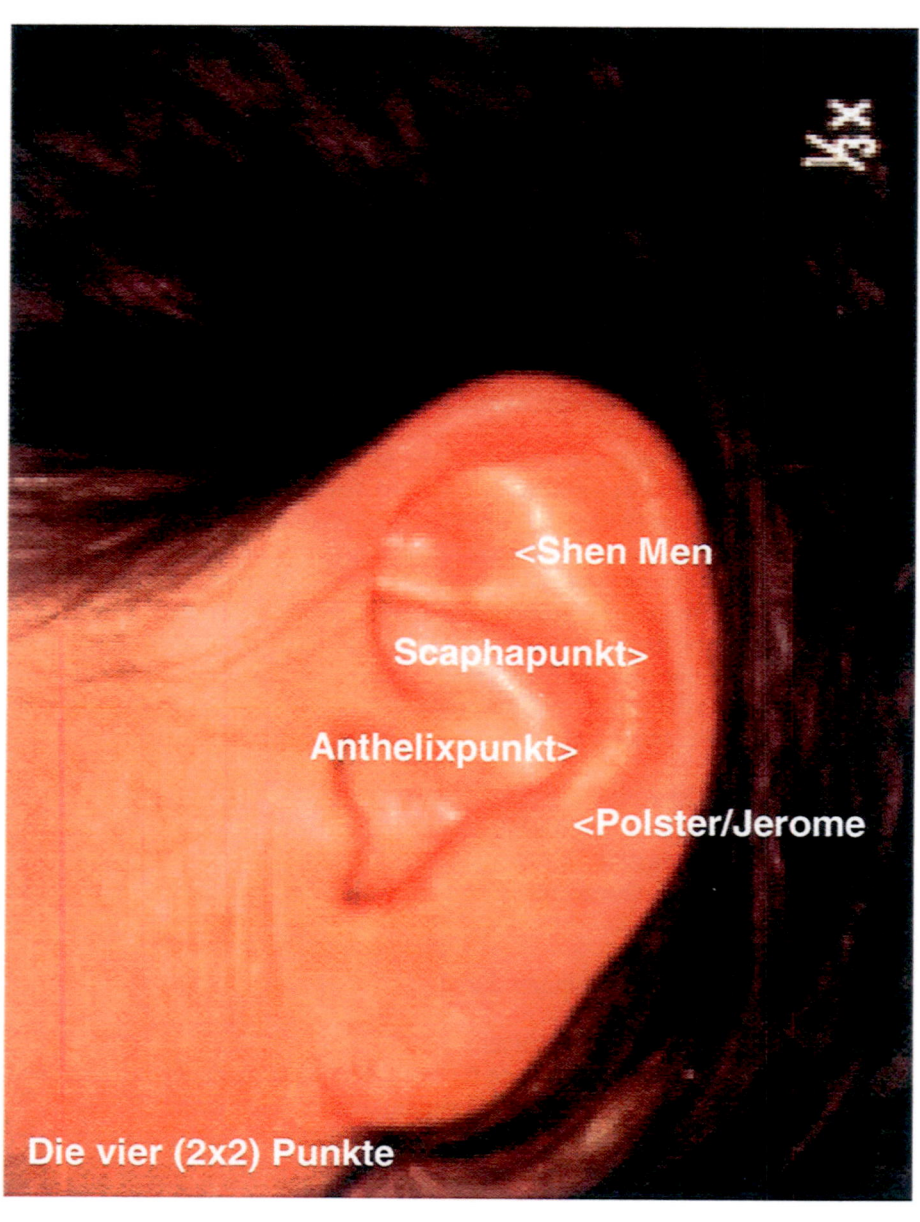

<Shen Men

Scaphapunkt>

Anthelixpunkt>

<Polster/Jerome

Die vier (2x2) Punkte

Es zeigt sich für mich durch den behandlungsbedürftigen Punkt eine Störung im Funktionskreis, wobei auf Grund der Gesetzmäßigkeiten im `Pentagramm der Funktionskreise´ immer der ganze Mensch beteiligt ist.

Wenn wir uns ein wenig in das Funktionskreisdenken mit der Basis des senkrechten Denkens einarbeiten, so können wir durch den gefundenen Punkt und die Übersetzung vom Segment in das senkrechte `Weltbild´ diagnostischen Zugang finden zur ganzen senkrechten Kette, das heißt, mindestens einem Fünftel des Menschen. Eine Behandlung dieses Punktes wirkt immer auf die ganze Kette.

4. Diesen Punkt finde ich in der Scapha, nach folgendem Schema:
Ist der Anthelixpunkt lokalisiert, verbinde ich ihn gedanklich mit dem Nullpunkt, den ich nur zur Orientierung, nicht zur Behandlung benutze. Der Nullpunkt ist lokalisiert am Übergang vom Crus helicis zur aufsteigenden Helix. Es ergibt sich zwischen dem Anthelix- und dem Nullpunkt eine Behandlungslinie. Dort, wo diese Linie die Scapha schneidet, finde ich den vierten Punkt.

Als Ausnahme gilt hier, dass diese Behandlungslinie im Anthelixbereich von LWS und Sacral durch die Fossa Triangularis bis auf das Crus superius läuft. Ich finde den Punkt Nummer vier dann entlang dieser Linie, also nicht in der Scapha – die in dieser Region nur schwer bis kaum zugänglich ist - sondern in der Fossa triangularis oder auf dem Crus superius. Dort behandle ich den druckempfindlichsten Punkt.

Abschließende Bemerkungen

Der Schlüsselpunkt für die Therapie ist der Anthelixpunkt. Ich empfehle, zu Beginn immer die ganze Anthelix zu untersuchen, selbst wenn wir durch die Schilderung des Patienten einen gewissen Verdacht für die Lokalisation des behandlungsrelevanten Punktes haben.

Finden sich nun mehrere druckempfindliche Areale auf der Anthelix, was häufig vorkommt, so sollten Sie sich für einen Punkt entscheiden. Gehen Sie dann über alle relevanten Punkte mit einem immer weiter reduzierten Druck, bis Sie bei minimalem Druck den schmerzhaftesten finden.

Dafür brauchen Sie anfangs ein wenig Geduld, bis Sie Übung darin haben. Aber es ist wichtig, Punkte genau zu lokalisieren. Nur dann haben diese auch die entsprechende Wirkung. Mittels Kugelstopfer können wir sie markieren und dann schnell die Nadel einstechen.

Behandlungsdauer und -intervalle

Ich orientiere die Behandlung am Empfinden und den Bedürfnissen des Patienten. Als Maß kann gelten, je Sitzung 20-45 Minuten, jeden oder jeden zweiten Tag. Ich behandle immer sehr sparsam, denn `viel hilft nicht immer viel´. Das Bild, welches ich dabei vor mir habe, zeigt ein Uhrpendel. Der Patient hat ein Symptom. Das Pendel steht. Durch die Behandlung stoße ich das Pendel an. Idealerweise schlägt es dann von selber weiter, solange das Uhrwerk noch intakt ist. Ich behandle den Patienten im Prinzip nicht mehr als dreimal mit dieser Methode. Geht es ihm dann nicht deutlich besser – was allerdings selten vorkommt - , ist meiner Erfahrung nach diese Technik für ihn nicht die Methode der Wahl. Ich versuche dann auf eine andere Art, mit ihm zu arbeiten oder einen Co-Therapeuten hinzuzunehmen. In der Regel behandle ich den Patienten im Liegen.

Achten Sie vor der Therapie auf die Füße des Patienten. Berühren Sie kurz die Fußsohlen. Sie werden feststellen, dass die meisten Patienten eher kalte Füße haben. Aus meiner Erfahrung bringt die Behandlung einen größeren Erfolg, wenn Sie die Füße des Patienten während der Nadelung ein wenig anwärmen. Ich benutze hierfür Rotlicht.

Die Ohrakupunktur kann kombiniert werden mit Körper-, Mund-, Schädelakupunktur, Bachblüten oder jeder anderen komplementären Therapieform. Selbst eine Begleittherapie zur Schulmedizin ist möglich, allerdings scheint meiner Erfahrung nach eine starke Medikamenteneinnahme dem Therapieergebnis nicht förderlich zu sein.

Ergänzende Anmerkungen und Hinweise, die sich in meiner Praxis bewährt haben.

Versuchen Sie die Akupunktursitzungen ein wenig aus dem Alltagsbetrieb herauszulösen. Am besten ist es, ein separates Zimmer einzurichten, wo sich sowohl der Patient als auch der Behandler vor der Therapie ein wenig sammeln können.

Lassen Sie klassische Musik im Hintergrund laufen, Bach, Mozart, Vivaldi. Zünden Sie eine Kerze an, wenn Sie mögen, brennen Sie etwas Räucherwerk ab. Eventuell besorgen Sie sich einen Zimmerbrunnen.

Meiner Erfahrung nach verbessern diese Dinge das Behandlungsergebnis zusätzlich. Wenn Sie sich als Behandler nun noch ein wenig zu ihrem Schöpfer rückbinden und sich der weisen Worte von Paracelsus erinnern:

**Es ist nicht der Arzt der die Menschen heilt,
sondern Gott der sie durch die Natur heilt,
und der Arzt ist lediglich das Instrument,
durch das Gott auf die Natur des Menschen einwirkt,**

dann haben Sie den Boden für eine harmonische Synthese zwischen sich und dem Patienten bereitet. So kann durch Ihre Behandlung der Samen gelegt werden, aus welchem sich das zarte Pflänzchen der Heilung entwickeln kann.

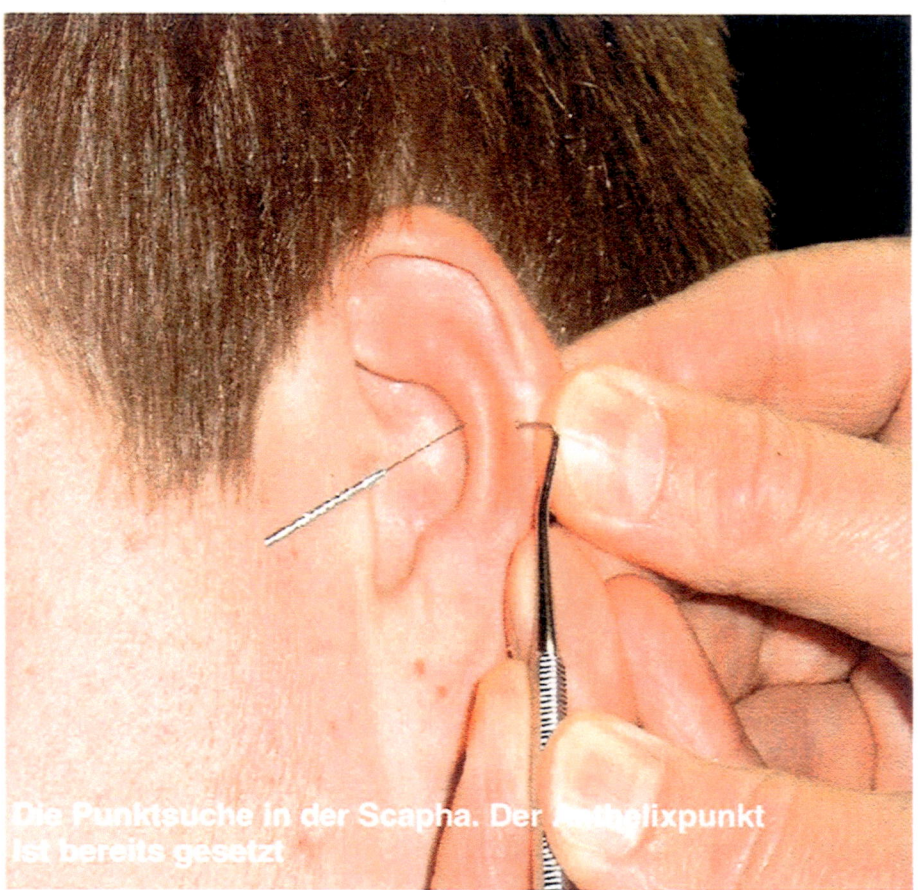

Die Punktsuche in der Scapha. Der Anthelixpunkt ist bereits gesetzt

6. Abschließende Bemerkungen

Eines ist um Alles, alles um eines Willen da,
weil ja eben das Eine auch das Alles ist.
Die Natur, so mannigfaltig sie erscheint,
ist doch immer ein Eines, eine Einheit,
und so muß, wenn sie sich teilweise manifestiert,
alles Übrige diesem zur Grundlage dienen,
dieses in dem übrigen Zusammenhang haben.
Goethe

Mikrokosmos = Makrokosmos

Das Axiom von Paracelsus ist Grundlage, sich der Ohrakupunktur in einer vereinfachten Form zu nähern. Das Kleine spiegelt sich im Großen und das Große im Kleinen. Es ist als auf allen Ebenen wirksames Prinzip der Entsprechung in die heutige Zeit einfacher zu übersetzen.
Um Mikro und Makro zu definieren, bedarf es Ausgangspunkten oder Polarisierungen. So ist das Ohr Mikro, im Vergleich zum Makro, dem Menschen. Aber auch das Ohr ist Makro, im Vergleich zu Teilen oder Punkten in ihm selbst, die dann wieder eigene Mikrosysteme sind. Dieses Denken war mir Basis für einen einfachen und schnellen Zugang zur Ohrakupunktur. Die Grafik zum System der Fünf-Elemente zeigt die senkrechten und waagerechten Ketten. Die Betrachtung von oben nach unten und von rechts nach links soll noch einmal die Grundlage von Ganzheitlichkeit ins Bewusstsein rufen.

Alles hängt mit allem zusammen, alles ist durch alles zu beeinflussen. Eine Veränderung in einem kleinen Teil führt zu einer Veränderung im Ganzen.

Die Grafik zeigt auch, dass die Fünf-Elemente der Traditionell Chinesischen Medizin Entsprechungen haben in oder zu Wirbelsäulensegmenten, die wiederum einer Struktur im Ohr zugeordnet sind, der Anthelix. Sie repräsentiert ebenfalls ein eigenes Mikrosystem, über welches wir Zugriff haben auf den ganzen Menschen.
Im Denken in den fünf Funktionskreisen liegt jedem Symptom ein Ungleichgewicht in einem der Fünf-Elemente zu Grunde. Mein therapeutischer Ansatz ist, diese Dysbalance durch die Behandlung wieder auszugleichen.

So ist es bei jeder Erkrankung möglich, mit der Ohrakupunktur kausal oder als Begleittherapie zu behandeln.

Natürlich könnte ich noch eine Indikationsliste anfügen, doch wird sie meinem ganz einfachen Anliegen nicht gerecht. Therapeutischer Schlüssel sind die Abbildungen zu den Fünf-Elementen auf den Seiten 39 und 46. Je mehr wir es studieren und die gewonnenen Erkenntnisse praktisch anwenden, umso leichter und einfacher, aber nicht weniger wirkungsvoll, ist die Behandlung. So lassen sich selbstverständlich auch die Zähne in das Fünf-Elementeschema einordnen und bei Störungen jeglicher Art über den segmentalen Zugang – wie in Abbildung 1 dargestellt – von der Anthelix her diagnostizieren und behandeln.

Das wäre aus diesem System der Zugang für die Zahnärzte.

Aber auch alle anderen ärztlichen Fachkollegen können vor diesem Hintergrund damit arbeiten. Immer dient das Schema der Fünf-Elemente als therapeutische Betrachtungsbasis. Segmentale Erkenntnisse und der Zugang, dass ich Probleme, die sich vorne, oben oder innen zeigen, von hinten, unten oder außen behandeln kann – und umgekehrt – , erweitern das Behandlungsspektrum auf ungeahnte Weise. Ich selbst darf den Segen dieser Methode nunmehr seit gut 10 Jahren erleben. Sie stellt für mich eines der einfachsten Systeme dar, mit denen es Ärzten aller Fachdisziplinen möglich ist, gemeinsam zum und am Wohle des Patienten zu arbeiten. Sie verliert niemals das Ganze aus dem Blick, lässt aber jeden einzelnen Therapeuten an seinem Platz und ermöglicht ihm im Bewusstsein der Erkenntnisse aus dem Denken der Fünf-Elementenlehre die praktische Anwendung einer Medizin, bei der sich der Begriff Ganzheitlichkeit mit Leben füllt.

7. Fallbeispiele

Einen konkreten und viele weitere pauschale Fälle habe ich zum Ende des Kapitels über die allgemeinen Grundlagen bereits geschildert. Natürlich haben sich in meinem gut 12-jährigen Erfahrungsschatz viele therapeutische Dinge ereignet, über die allein ein ganzes Buch zu schreiben wäre. Bevor ich stellvertretend noch drei weitere Beispiele kurz darstelle, ist mir folgender Ansatz noch einmal wichtig, zu betonen.

Oftmals stellen Kollegen die Frage nach der Behandlung von verschiedenen Beschwerdebildern. Und es scheint uns nicht leicht zu fallen, bei dieser Methode das Bewusstsein dafür zu entwickeln, dass es nicht auf das Symptom ankommt, bzw. ein auf das Symptom angewandtes Behandlungsschema, sondern dass es darum geht, jedes Symptom zu begreifen als ein energetisches Ungleichgewicht im System der Fünf-Elemente. Dieses läßt sich durch Untersuchung der Anthelix darstellen, verifizieren und über einen Punkt dort, sowie den Referenzpunkt in der Scapha auch behandeln. Das Vorgehen ist also bei jedem Patienten das gleiche, egal welches Beschwerdebild vorliegt:

Untersuchung der Anthelix, Auffinden des reaktionsstärksten Punktes, gedachte Linie vom Nullpunkt ausgehend durch den Anthelixpunkt, wo diese die Scapha schneidet, Auffinden des Referenzpunktes. Dazu Shen Men und Polster.

Ist es nicht einfach? Probieren Sie es aus.

Erstes Praxisbeispiel:

Pfingstsamstag 2005 erlitt einer meiner Patienten - Mitte 40 - eine Blockade im LWS-Bereich mit massiver Bewegungseinschränkung. Da ich selbst bis Dienstag nach Pfingsten verreist war, ging er noch am Abend ambulant ins Krankenhaus und bekam massive schulmedizinische Medikamente verschrieben. Trotz Maximaleinnahme hatte sich bis zur Vorstellung bei mir am Dienstagabend subjektiv an dem Befund so gut wie nichts verändert. Ich habe beide Ohren nach dem Vier-Punkte Schema behandelt (siehe Abbildung auf der folgenden Seite). Noch während der Patient mit den Nadeln bei mir im Behandlungsstuhl lag, fühlte er eine deutliche Entspannung im betroffenen Bereich. Ich habe die Nadeln gut 30 Minuten in situ gelassen und den Patienten nach Hause geschickt. Eine Woche später berichtete er, dass er noch am selben Abend alle schulmedizinischen Medikamente abgesetzt habe, sich in der Folge mit jedem Tag besser und besser fühlte und mittlerweile zu 90% wiederhergestellt sei.

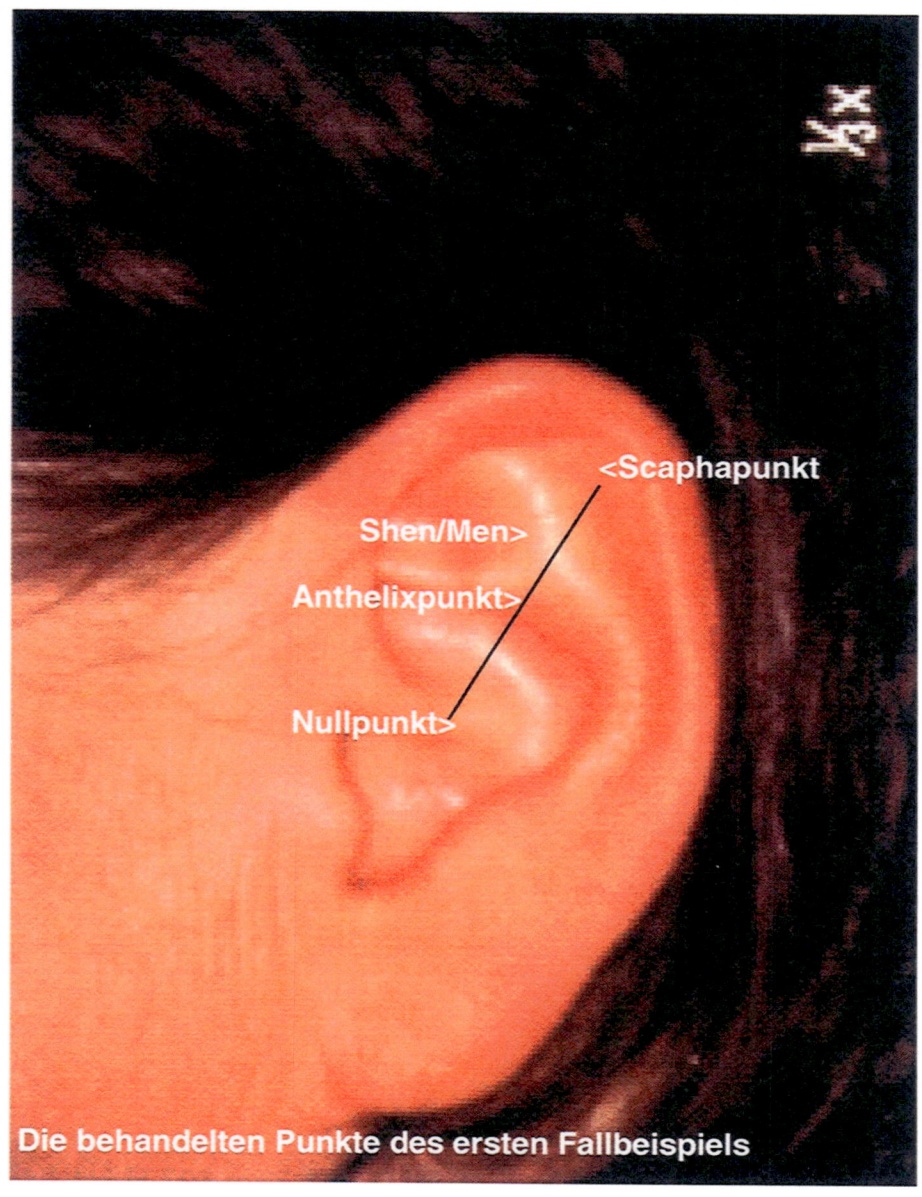

Die behandelten Punkte des ersten Fallbeispiels

Zweites Praxisbeispiel:

Ein Patient - Anfang 70 - hatte seit Jahren Probleme mit der Beweglichkeit im HWS-Bereich. Nach einer anstrengenden Gartenarbeit kam es zu einer regelrechten Blockade mit massiver Bewegungseinschränkung. Da ihm in den Jahren vorher die Schulmedizin nicht wirklich hatte helfen können, war sein Wunsch, es nun mit Akupunktur zu versuchen.

Nach dem erklärten Schema habe ich auch hier jeweils vier Nadeln in jedes Ohr gesetzt. Nach etwa 10 Minuten war der ganze HWS-Bereich deutlich freier beweglich, und nach Entfernen der Nadeln - ca 30 Minuten - verbesserte sich die Situation weiter. Am folgenden Tag haben wir noch eine zweite Sitzung gemacht, danach fühlte der Patient sich so gut wie beschwerdefrei. Seitdem haben sich die Probleme im Halswirbelsäulenbereich nie mehr so stark zurückgemeldet, dass bis auf den heutigen Tag ärztliche Hilfe nötig gewesen wäre.

Drittes Praxisbeispiel:

Eine Patientin - Ende 40 - klagte seit Jahren über anfallsweise migräneartige Kopfschmerzen, diesmal verbunden mit einer Blockade und Bewegungseinschränkung im Schulter-Arm-Bereich. Nach schon besprochenem Schema habe ich wieder je Ohr vier Nadeln positioniert. Hier war nur eine Sitzung nötig. Nach gut 30 Minuten hatte die Patientin ein befreiendes Gefühl im Kopf sowie einen zu 90% frei beweglichen Schulter-Arm Bereich. Den Rest zur Restitutio machte die Natur in den kommenden Tagen selbst.

Viertes Praxisbeispiel:

Eine Patientin - Anfang 50 - klagte über massive Schmerzen im rechten Knie und konnte sich nur humpelnd zur Behandlung begeben. Das Vorgehen war wie immer gleich: Untersuchung der Anthelix. Auffinden des reaktionsstärksten Punktes. Ermittlung des Scaphapunktes - Linie vom Nullpunkt durch den Anthelixpunkt bis zum Schnittpunkt mit der Scapha -. Shen Men und Polster, jeweils beidseits. Nach gut einer halben Stunde konnte die Patientin ganz normal ohne Schmerzen gehen und berichtete einen Tag später, sie habe abends bei einer Feier mit Freuden getanzt.

72

8. Schlussbetrachtungen

Wie diese exemplarischen Fälle zeigen, versuche ich jeden Patienten sehr sparsam zu therapieren. Immer nach dem gleichen Schema behandelnd, orientiere ich Folgesitzungen am Befinden des Patienten.

Mein Ansatz ist durch das Pendel einer Uhr am besten zu beschreiben. Dort finden wir das Uhrwerk, den Aufhängungspunkt oder den Nullpunkt, sowie das Pendel, welches sich um den Nullpunkt herum bewegt. Solange das Pendel normal schlägt, findet ein harmonischer Wechsel bzw. Austausch zwischen Yin und Yang statt. Das bedeutet, ein Mensch lebt beide Pole gleichwertig und gleichwichtig und empfindet sich subjektiv als in Ordnung, als gesund und in Harmonie. Kommt es nun zu einem Ungleichgewicht, das heißt, schwingt das Pendel nicht mehr richtig oder nur noch eingeschränkt, empfindet der Patient irgendein Symptom, und je stärker sich daraus Leiden und Druck entwickelt, versucht er, sehr oft mittels ärztlicher Hilfe, Abhilfe zu schaffen.

Die Abbildung auf der folgenden Seite fasst diese Gedanken noch einmal über die visuelle Ebene zusammen und möchte zugleich die spirituelle Dimension dieser Betrachtungen ins Bewusstsein rufen.

Die beschriebene Ohrakupunktur stößt das Pendel wieder an und harmonisiert den Ablauf, sodass es wieder von selbst im gewohnten Rhythmus schwingen kann. Dazu braucht es in der Regel nur ganz wenig, meistens nur eine, in Ausnahmefällen bis zu maximal drei Sitzungen. Ist allerdings das Uhrwerk nicht mehr in Ordnung, was wir schnell herausfinden, wenn es auf diese Behandlung kein Ansprechen gibt, wird es so oder so schwierig.

Auf diese Art und Weise soll diese Behandlung dem Patienten helfen, wieder in sein Gleichgewicht zu kommen. Sie soll ihm helfen, wieder in seinem Lebensrhythmus zu schwingen, der idealerweise gebunden ist an etwas Metaphysisches, an, um bei unserem Pendelbeispiel zu bleiben, den Mittelpunkt, das Zentrum, die Sonne oder Gott.

Die Einheit
Der Mittelpunkt

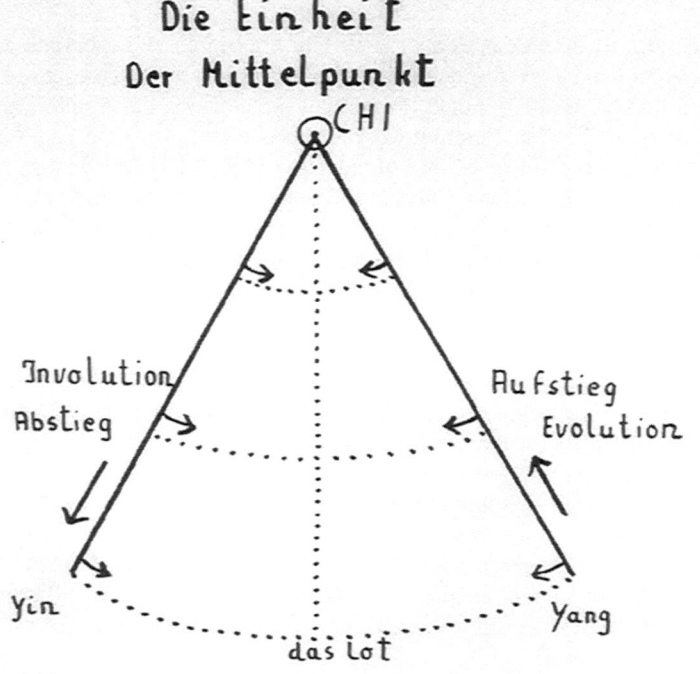

Die Offenbarungsebene
die Welt der Polarität:

ein rhythmisch schwingender Wechsel
der Pole erhält das Gleichgewicht
der Schöpfung

Lassen Sie mich beenden mit einigen Worten des Sufi Lehrers Hazrat Inayad Khan, der diese letzten Gedanken noch einmal - wie folgt - weise zusammenfasst:

**Zweifellos fehlt uns am meisten im Leben das Gestimmtsein
auf das Unendliche,
das Im-Rhythmus-sein mit dem Unendlichen;
mit anderen Worten,
im Rhythmus zu sein mit den Umständen des Lebens und in
Übereinstimmung mit dem Ursprung unserer Existenz.
Unser beständiges Klagen über alle Geschehnisse im Leben
entsteht aus unserer fehlenden Einstimmung auf die verschiedenen Bedingungen des uns umgebenden Lebens.
Dann denken wir, wenn sich diese Bedingungen
nur entsprechend unseren Wünschen verändern würden,
dann wäre das Leben leichter;
aber das ist eine trügerische Hoffnung.
Selbst wenn wir in genau die Umstände versetzt würden,
die wir ersehnt und für die besten gehalten haben,
würden wir auch dann nicht voll befriedigt sein;
wir würden mit Sicherheit etwas finden,
das auch jener Bedingung fehlt.
Denn bei allen Fehlern, Irrtümern und Unzulänglichkeiten,
die wir in unserem äußeren Leben vorfinden,
sehen wir doch ein vollkommenes Wirken hinter allem.
Und wenn wir das Leben etwas näher betrachten,
als wir es gewöhnlich tun, finden wir sicherlich,
daß alle Mängel und Irrtümer und Fehler
sich zu etwas summieren,
das das Leben so vollständig macht,
wie das weise Wirken dahinter es zu sein wünscht.**

Mit den besten Wünschen für Ihren inneren Frieden